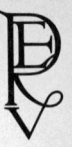

Zu diesem Buch

Lustvoll paddeln schon Babys im Wasser herum, und nirgendwo kann Kinderjubel lauter sein als im Schwimmbad. «Der Wasserspaß hat Oberwasser» verspricht die Autorin im Vorwort, und sie hält ihr Versprechen durch das ganze Buch hindurch.

Babys und Kinder werden die 161 Spiele lieben, die hier vorgestellt werden: weil sie mit elterlicher Zuwendung verbunden sind; weil sie Erfolgserlebnisse bringen; weil sie Kontakt zu anderen Kindern fördern; weil sie spannend sind oder lustig.

Die regelmäßige Bewegung im Wasser stärkt auch die Kraft, fördert die körperliche und sogar auch die geistige Entwicklung, macht selbstbewußter und kontaktfreudiger – aber das tut sie quasi nebenher.

Die Autorin hat sich in Babyschwimmkursen umgesehen und nennt die empfehlenswerten. Sie zeigt, wie sich aus dem lustbetonten Spiel im sechsten oder siebten Lebensjahr das Schwimmen im sportlichen Sinne lernen läßt, und stellt die drei wichtigsten Schwimmstile vor.

Aber es geht auch um empfehlenswertes Spielzeug für Badewanne und Strand, um schadstoffarme Badezusätze und um zuverlässige Schwimmhilfen. Und es werden die kindgerechten Badestrände von der Nordsee bis zum Schwarzen Meer vorgestellt und die für Kinder reizvollsten Badeparks in der Bundesrepublik Deutschland.

Dieses Buch ist voll von Spielen, Tips und Informationen für Wasserratten und für Eltern, die ihren Kindern den Wasserspaß spielerisch eröffnen wollen.

Die Autorin, KARIN MÖNKEMEYER, Jahrgang 1938, ist Diplomvolkswirtin und arbeitet seit 1964 journalistisch, zuletzt fast zehn Jahre als leitende Redakteurin bei der Zeitschrift «unser kind». In dieser Zeit entstand kaum ein Beitrag, der nicht im Alltag der Kindergruppe überprüft wurde. Seit 1988 ist sie freiberuflich in Hamburg tätig. Im Oktober 1988 erscheint in der Reihe «Mit Kindern leben» der Titel «Spiele für alle fünf Sinne».

Anregungen und Kritik bitte an folgende Adresse:
Büro für wissenschaftliche Publizistik Dr. Horst Speichert,
Teutonenstr. 32 b, 6200 Wiesbaden

Karin Mönkemeyer

Schon Babys schwimmen mit Vergnügen

Wasserspaß mit Kindern bis sechs

Fotos: Wolfgang Schult

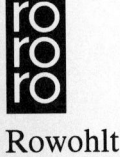

Rowohlt

Dies ist ein Buch aus dem
Büro für wissenschaftliche Publizistik
Dr. Horst Speichert
Teutonenstr. 32 b, 6200 Wiesbaden
Redaktion: Bernhard Schön
Umschlag: Manfred Waller,
Umschlagfoto: Paul Schirnhofer
Fotonachweis: Wolfgang Schult, blubb Berlin,
Freizeitzentrum Xanten, Moselbad Cochem,
Spielstabil, unipool
Zeichnungen: Elke Otto

Originalausgabe
Veröffentlicht im Rowohlt Taschenbuch Verlag GmbH,
Reinbek bei Hamburg, Mai 1988
Copyright © 1988 by Rowohlt Taschenbuch Verlag GmbH,
Reinbek bei Hamburg
Alle Rechte vorbehalten
Satz Times (Linotron 404)
Gesamtherstellung Clausen & Bosse, Leck
Printed in Germany
980-ISBN 3 499 18473 7

Inhalt

Der Wasserspaß hat Oberwasser

Schwimmen ist gesund. Das weiß jeder, auch einer, der sein Leben lang wasserscheu war.

Schwimmen macht Spaß. Das kann nur wissen, wer schwimmen kann und schwimmen geht.

Gönnen Sie sich und Ihren Kindern das Vergnügen!

Nirgendwo ist Kinderjubel lauter als im Schwimmbad.

Und genießen Sie es auch selbst, sich im frischen Wasser frei zu bewegen, sich im warmen Wasser zu aalen, sich von sanften Wellen tragen zu lassen, anderen schwimmend den Ball abzujagen, zu springen und zu tauchen.

Wenn Sie bisher noch nie oder selten Wasserspaß hatten, dann entdecken Sie ihn doch jetzt mit Ihren Kindern.

Sie fühlen sich nicht gesund genug dafür?

Sprechen Sie mit Ihrem Arzt darüber. Wahrscheinlich wird er begeistert sein von Ihrer Idee. Denn schwimmen kann nicht nur gesund erhalten; schwimmen kann auch gesund machen.

Und wie viele zusätzliche Möglichkeiten erschließen Sie sich und Ihren Kindern: Nur Schwimmer finden Freude am Surfen oder Segeln, Kajakfahren oder Paddeln. Und nur sie haben die Chance, in die wunderbare Welt unter Wasser einzudringen, sich faszinieren zu lassen von Pflanzen und Tieren im Meer.

Für das Schwimmen gibt es keine Altersgrenze. Wer als Kind zu schwimmen lernte, kann lebenslang in seiner Freizeit Freude tanken.

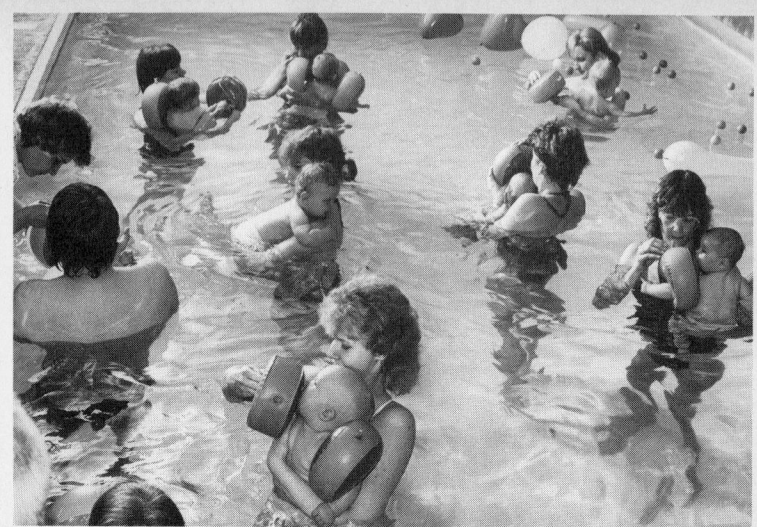

Mit großer Lust paddeln schon Babys im Wasser herum. Zuerst wird die Schwimmhilfe aufgeblasen, und dann kann's losgehen.

Warum Schwimmen so gesund ist

Niemand wird im Ernst behaupten, schon Babys könnten bereits im sportlichen Sinne schwimmen. Aber kaum jemand wird sich der Faszination entziehen können, die von ganz jungen Babys ausgeht, wenn sie mit sichtbarem Wohlbehagen im Wasser herumpaddeln wie kleine Hunde. Wer das nur einmal gesehen hat, der wird jedem Baby dieses Erlebnis wünschen.

Voraussetzung für dieses lustvolle Spiel im Wasser ist allerdings ein unauffälliger Befund der Vorsorgeuntersuchung U$_2$, also der Ausschluß von Herzfehlern, Lungenfehlbildungen und Abwehrschwächen.

Schwimmen ist zwar gesund. Gerade weil das fast eine Binsenweisheit ist, muß man auch auf den – wenn auch kleinen – Kreis von Menschen hinweisen, für den das eben nicht uneingeschränkt gilt. Selbst unter den Jüngsten gibt es ein paar, denen es nicht guttäte, für die es sogar gefährlich wäre. Zunächst müssen Herz und Atmung einwandfrei funktionieren. Und Abwehrschwächen wären gefährlich, weil Ansteckung im öffentlichen Schwimmbad nun einmal nicht auszuschließen ist.

Für jung und alt gilt dann: Herzkranke Patienten und Menschen mit chronisch stark erhöhtem Blutdruck sollten mit regelmäßigem Schwimmen erst nach einer Beratung mit dem Arzt beginnen. Und auch Leute mit Schäden im Kniebereich sollten vorsichtshalber den Arzt fragen; denn vor allem Brustschwimmen belastet die Kniegelenke.

Alle anderen Menschen aber können beim Schwimmen gesundheitlich nur gewinnen.

– Die erste positive Wirkung tritt schon ein, wenn der Mensch ins Wasser steigt: Der Kältereiz fördert die Durchblutung. Man kann geradezu von Gefäßtraining sprechen.

– Schwimmen ist immer auch Kreislauftraining. Obwohl alle Muskeln und Gelenke bewegt werden und auch intensiver geatmet wird, steigt der Puls nicht über den kritischen Punkt.

– Die gleichmäßige Bewegung im Wasser, besonders wenn dieses – wie für Babys und Kleinkinder angeraten – wohltemperiert ist, entspannt die Muskeln.

– Der Auftrieb entlastet Bänder und Gelenke.

– Das Schwimmen fördert richtiges Atmen und erhöht das Fassungsvermögen der Lunge.

– Schließlich baut das Schwimmen auch dem Kalkabbau in den Knochen vor.

Das alles gilt – wie gesagt – für Erwachsene wie für Kinder. Für Kinder aber kommen noch weitere Pluspunkte dazu:

– Die Bewegungsentwicklung wird angeregt. Im Wasser kann sich ein Baby ja viel früher fortbewegen als an Land.

– Der Gleichgewichtssinn wird trainiert. Das erhöht auch die Bewegungssicherheit außerhalb des Wassers.

– Den heute weit verbreiteten Haltungsschäden wird vorgebeugt.

Es gibt überdies Kinder, die eine geringfügige zerebrale Bewegungsstörung haben. Sie fallen meist nur durch ihre besondere Ungeschicklich-

9

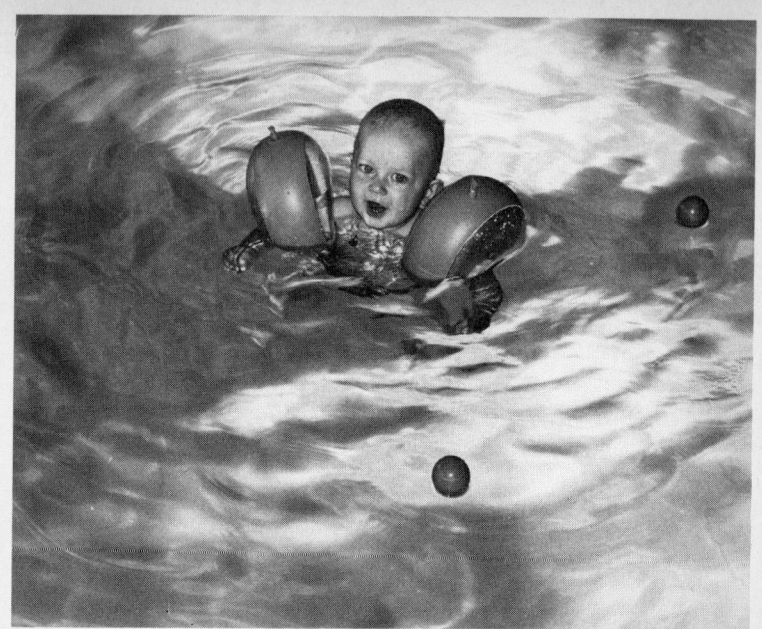

Erste Krabbel-Versuche macht ein Baby selten vor seinem achten Lebensmonat. Darum genießen es die Jüngsten vom dritten Lebensmonat an so sehr, im Wasser schon zielstrebig voranzukommen.

keit auf. Ein leichter Schaden im Gehirn führt nämlich dazu, daß sie Bewegungen nicht gut koordinieren können. Da beim Schwimmen Arm- und Beinbewegungen sowie die Atmung koordiniert werden müssen, fällt es ihnen meist sehr schwer, schwimmen zu lernen. Es gelingt aber mit Geduld und Üben. Haben sie es dann endlich gelernt, sind meist alle Probleme vom Tisch.

Auch für alle Menschen, die im Rollstuhl sitzen müssen, weil sie nicht laufen können, kann das Schwimmen das Leben spürbar erleichtern. Meist leiden sie ja unter besonderem Bewegungsmangel, der dann zu weiteren Krankheiten, etwa zu Kreislaufstörungen, führt. Die meisten von ihnen können sich aber im Wasser noch recht gut bewegen. Tun sie es regelmäßig, erhöhen sie nicht nur ihre Lebensqualität, sie beugen auch allen Krankheiten vor, die sich aus Bewegungsmangel ergeben könnten.

Das alles sind überzeugende Argumente dafür,

ein Kind schon von klein auf an regelmäßiges Schwimmen zu gewöhnen. Aber es kommt auch noch ein Sicherheitsaspekt dazu:

Jahr für Jahr ertrinken bei uns 250 bis 280 Kinder. Mehr als die Hälfte ist zwischen einem Jahr und vier Jahren alt. Wenn so kleine Kinder meist auch noch nicht «richtig» schwimmen lernen können, so können sie doch lernen, sich eine Zeitlang angstfrei über Wasser zu halten. Und das kann reichen, damit die Hilfe eines Erwachsenen nicht zu spät kommt.

Und schließlich: Schwimmen ist auch darum eine gesunde Sportart, weil man sich tüchtig austoben kann, ohne sich besonders zu gefährden. Denn Schwimmen gehört zu den Sportarten, bei denen es kaum zu Verletzungen kommt.

Warum das Schwimmen alle kindlichen Begabungen fördert

Anfang der siebziger Jahre sorgte der erste Baby-Schwimmlehrer der Welt, Heinz Bauermeister, für Schlagzeilen. Die erste Sensation, die er in den Blätterwald hineinrief, brachte prompt das entsprechende Echo: «Die Zweijährige, die 26 m taucht!», «Eva holte sich den Weltrekord – 2½jährige bekam Abzeichen», «Weltrekordler knapp drei Jahre alt»...

Das weckte den Ehrgeiz vieler Eltern, die in Scharen mit ihren Babies in die Schwimmschulen kamen.

Nach und nach aber erkannten Fachleute wie Eltern: Solche Leistungen waren bei den meisten Kindern nur mit rücksichtslosem Drill zu erreichen. Und da siegte bei der Mehrheit das Herz vor dem Kopf.

Heute kommt wohl niemand mehr mit seinem Kleinstkind, um es zu irgendwelchen Schwimm- oder Tauchrekorden zu treiben. Nachdem sich aber das erste Erstaunen über solche Leistungen gelegt hatte, betraten viele gleich einen zwei-

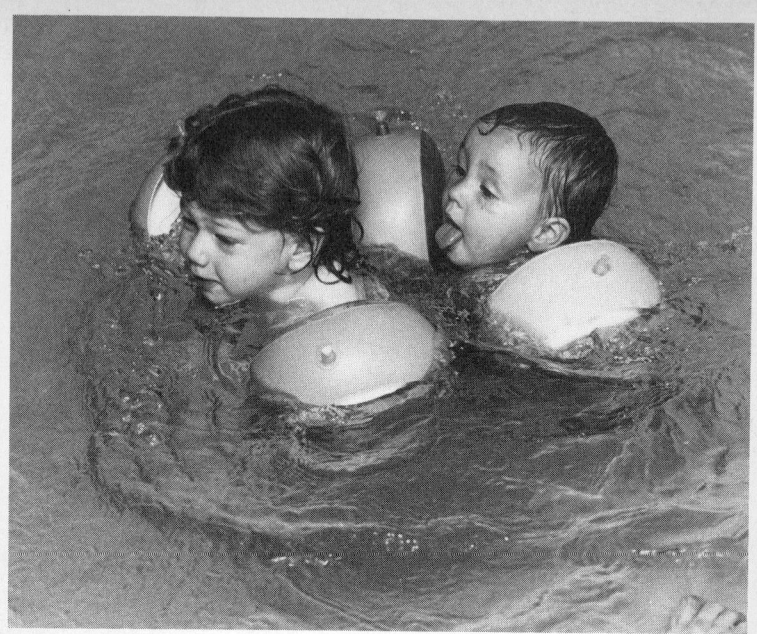

Mit großem Eifer ahmt das jüngere das erfahrene Kind nach. Das spricht deutlich für die Spielgruppe auch beim Babyschwimmen. Da kommen auch erste Kontakte zustande.

ten Holzweg. Mit Titelgeschichten, wie «Wasser macht aus Babies kluge Kinder» (Stern) oder «Schwimmen macht Babies klüger» (Bunte) betonte man nun, daß sich mit so frühem Schwimmen die Intelligenz vermehren lasse. Das paßte damals gut ins Bild. Denn die vorschulische Begabungsförderung wurde zu dieser Zeit vor allem als Förderung von abstrakten Intelligenzleistungen verstanden.

Eltern von heute haben solche Einseitigkeiten gottlob als für die ganze Persönlichkeit eher schädlich erkannt.

Heute steht der Spaß im Wasser und die Lust an der Bewegung im Vordergrund. Nichtsdestoweniger aber werden dabei «ganz automatisch» alle kindlichen Begabungen gleichermaßen gefördert.

Wenn sich ein Baby bewegt, werden nicht nur seine Muskeln gestärkt. Seine Bewegung bringt auch seinen Denkapparat in Schwung. Niemand demonstriert überzeugender als ein Baby, wie Körper, Geist und Gefühl zusammenwirken. Wer sein Baby genau beobachtet, wird das leicht feststellen können. Zum Beispiel: Wenn das Kind zu krabbeln beginnt, erweitert das nicht nur seinen Spielraum, sondern schafft vor allem die Möglichkeit, Neues zu erfahren, zu entdecken, zu erforschen, was ihm geistige Nahrung ist. Und das Kind empfindet zugleich die Lust an der Bewegung, den Stolz, sich auf ein selbst gewähltes Ziel hin zu bewegen und es zu erreichen.

Für die Bewegung im Wasser gilt das noch mehr. Denn im Wasser kann sich ein Kind fortbewegen, bevor es «an Land» krabbeln oder gar laufen kann. Es erlebt also schon früher als außerhalb des Wassers, was es empfindet, wenn es sich selbst einmal von der Mutter fortbewegt und dann wieder zurückkehrt, es erlebt das stolze Gefühl früher, ganz bewußt ein bestimmtes Ziel anzusteuern, zu einem Spielzeug, zu Vater oder Mutter zu schwimmen. Solche Erfahrungen stärken sein Selbstgefühl, sein Selbstbewußtsein und sein Selbstvertrauen.

Es erlebt – was es an Land so nie erleben kann – was «Tiefe» ist. Es lernt eine Menge über das Problem, sein Gleichgewicht zu finden und zu halten. Kurzum: Es macht Erfahrungen in einem besonderen Milieu, und es kann diese mit den Erfahrungen vergleichen, die es sammelt, wenn es festen Boden unter den Füßen hat.

Gesine Quiel, Bewegungstherapeutin, die seit Jahren zusammen mit ihrem Mann, der Schwimmpädagoge ist, Kurse für Babyschwimmen durchführt, hat nach langen Beobachtungen noch eine weitere Vermutung:

«Die aufrechte Kopfhaltung erreicht das Kind im Wasser wesentlich früher als an Land. Die Auftriebshilfen an den Oberarmen und die Wirkung der Schwerkraft führen zu einer senkrechten Körperhaltung. Damit erfährt das Sehfeld wahrscheinlich eine andere Dimension, soweit die Hirnreifung schon vorbereitet ist.»

Jedes Baby, das sich im Wasser bewegt, rutscht irgendwann auch einmal unter Wasser, verschluckt sich, bekommt Angst. Und es erfährt in dieser als Gefahr empfundenen Lage, daß die Mutter oder der Vater nahe bei ihm ist, es beschützt und rettet, erfährt deutlicher als anderswo, daß es seinen Eltern vertrauen kann.

Was von allen diesen Erfahrungen nun für die kindliche Entwicklung am wichtigsten ist, kann wohl niemand zuverlässig sagen. Sicher aber ist: Das alles zusammen und sicher noch einiges mehr führt dazu, daß sich Kinder, die schon als Baby ins Schwimmbad kommen, vorteilhafter entwickeln als andere.

In den siebziger Jahren beobachtete eine Forschungsgruppe unter der Leitung von Prof. Lieselott Diem in Köln Kinder über mehrere Jahre hinweg. Verglichen wurden drei Gruppen: Kinder, die schon im dritten Lebensmonat zum Babyschwimmen kamen, Kinder, die von zwei bis vier Jahren am Kleinkindschwimmen teilgenommen haben, und Kinder, die bis zum Schulalter noch keine Schwimm-Erfahrungen sammeln konnten. Daraus ergab sich:

• Alle «Schwimmkinder» entwickelten sich schneller als die anderen, wobei die Entwicklung der «Babyschwimmer» noch schneller ablief als die der «Kleinkindschwimmer».

• Die «Schwimmkinder» zeigten deutlich höhere Kontaktbereitschaft

• Alle «Schwimmkinder» wirkten selbstbewußter, paßten sich rascher an veränderte Situationen an, waren leichter zu Leistungen zu motivieren, konnten sich besser konzentrieren und brachten sogar bessere Ergebnisse bei Intelligenztests.

Diese deutlichen Entwicklungsvorsprünge können natürlich nicht alle nur auf die frühe Bewegung im Wasser zurückgeführt werden. Andere wichtige Faktoren kommen hinzu:

• Die Kinder bewegen sich im Wasser stets in enger Nähe zu Vater oder Mutter. Die Eltern wenden sich gerade in dieser Zeit ihrem Kind besonders

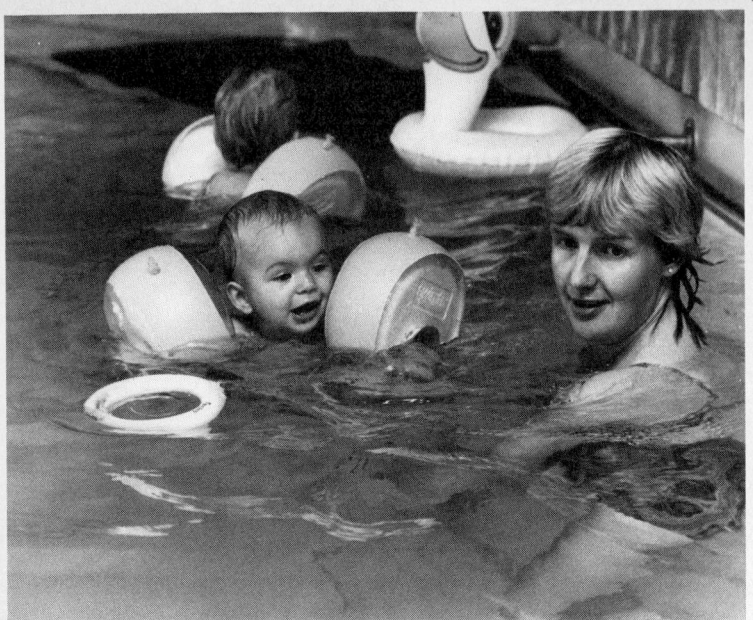

intensiv und aufmerksam zu. Solche Zuwendung fördert Kinder immer, auch wenn sie mit ganz anderen Beschäftigungen, etwa mit Vorlesen, verbunden ist.

● Die Kinder bewegen sich ja auch nicht allein mit ihren Eltern im Wasser, sondern in einer Gruppe etwa Gleichaltriger und ihren Eltern. Jede Art von Spielgruppe wirkt sich günstig auf die kindliche Entfaltung aus.

Eltern können die Begabungen ihres Kindes natürlich auch mit viel Zuwendung in Verbindung mit anderen Beschäftigungen fördern. Aber weil die meisten Babys geradezu mit Wollust im wohltemperierten Wasser herumpaddeln, geschieht es hier eben besonders lustbetont. Das macht gerade das Baby- und Kleinkindschwimmen so unersetzbar. Und darum sollten Eltern mit ihren Kindern auch gerade diesen Vorzug genießen.

Das bedeutet auch: Wenn das Baby einmal keine «Lust» hat zum Spiel im Wasser, dann sollten

«Ich kann, wenn ich will, ganz allein zur Mutti kommen!» Das gehört sicher zu den beglückendsten Erfahrungen der Kleinsten im Wasser, Erfahrungen mit Stolz und Selbstbewußtsein.

Sie es auch nicht, nur weil Schwimmen heute
«dran» ist, ins Wasser stecken. Vielleicht bekommt es gerade Zähne oder will aus einem anderen Grund in Ruhe gelassen werden. Vielleicht hat
es auch sonst einen Kummer und möchte sich im
Moment nur trostsuchend in Ihre Arme kuscheln.
Von Anfang an sollte jeder Zwang beim Schwimmen tabu sein. Er würde dem Kind nur – vielleicht
lebenslang – den Wasserspaß verderben.

Für Gesine Quiel war das wichtigste Argument
dafür, sich voll fürs Babyschwimmen zu engagieren, dieses:

«Das kleine Kind verbringt einen großen Teil
seiner Zeit ausschließlich mit der Mutter. Damit
wird sie die Bewegungsqualität des Kindes entscheidend prägen. Es werden dabei jedoch nicht
nur positive und hilfreiche Informationen übermit-
telt, sondern auch Ängste, eigene unverarbeitete
schlechte Bewegungserfahrungen und Vorurteile,
etwa durch Umklammern des Kindes und durch
Festhalten. Das hemmt die kindliche Entwicklung. Ein verunsichertes Kind signalisiert dann
Schutzbedürfnis und fordert die Mutter wiederum
zum Umklammern und Festhalten heraus. Aus
diesem Teufelskreis ist eigentlich nur herauszukommen, wenn Mutter und Kind die soziale Isola-
tion überwinden und entsprechende Bewegungs-
angebote in der Gemeinschaft nutzen.»

Das Babyschwimmen bietet sich geradezu dafür
an.

Denn meist gehen ja die Eltern nicht allein mit
ihrem Kind ins Schwimmbad, sie besuchen einen
Kurs, gehen in einer Spielgruppe oder mit einer
Freundin und ihrem Kind zum «Spielplatz» Wasser. So können sie sich und ihren Umgang mit
ihrem Kind in einem Raum entspannter Gemeinsamkeit erleben. Sie können die Art ihres Um-
gangs mit der Art anderer Mütter und Väter
vergleichen und ihr Verhalten vielleicht sogar korrigieren, wenn sie bemerken, daß sie zum Beispiel
sorgloser oder ängstlicher als alle anderen sind.

Manche Mütter und Väter haben in ihrer Kind-

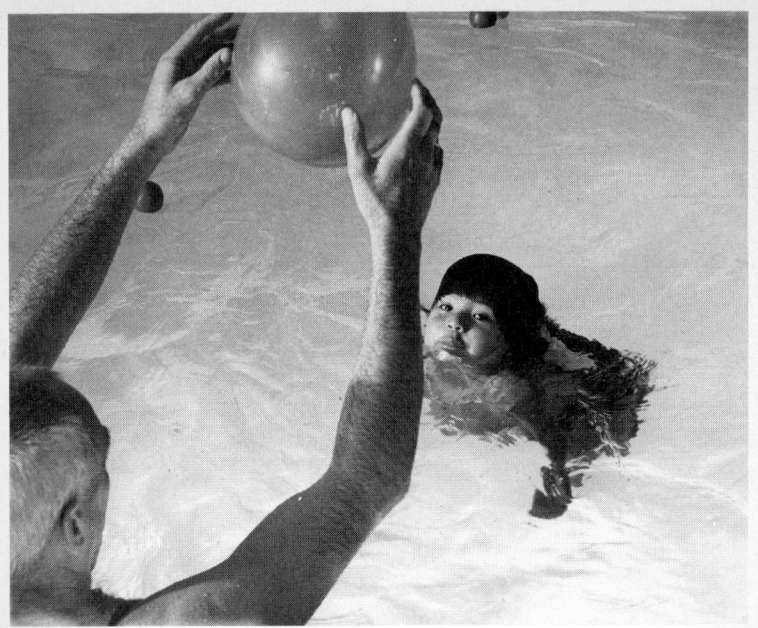

heit wenig Herzlichkeit, Zärtlichkeit und liebe-
volle Zuwendung erfahren. Darum fällt es ihnen
heute auch nicht leicht, liebevoll und zärtlich mit
ihrem Kind umzugehen, mit ihm zu schmusen, ihm
einen Kuß zu geben, es zu streicheln. Hier erleben
sie, wie gelöst andere ihren Kindern ihre Liebe zeigen. Und ganz zaghaft kommen sie da allmählich
aus ihrer eigenen Zwangsjacke heraus. Manchmal
können sie dann sogar mit anderen Eltern über
ihre Schwierigkeiten sprechen. In so manch einer
Babyschwimmgruppe haben Eltern schon ein gu-
tes Stück Selbsterfahrung machen können.

Ein Wort zum Thema Angst

Wer mit seinem Kind schon zum Babyschwimmen geht, wenn das Kleine erst drei, vier, fünf oder sechs Monate alt ist, wird so gut wie nie kindliche Angst spüren. Das Kind vertraut allem, was Vater oder Mutter ihm anbieten.

Wer aber mit seinem Kind die ersten Schritte ins Wasser wagt, wenn dieses schon zwei, drei oder noch mehr Jahre alt ist, begegnet schon häufiger der Angst in seinem Kind. Das hat oft einen ganz einfachen Grund: Inzwischen hat das Kleine schon eine Menge auch unangenehmer Erfahrungen gemacht: Es ist hingefallen, wenn es mit demselben Schwung bergab gelaufen ist, den es auf gerader Strecke längst beherrschte, es hat sich am Feuer die Finger verbrannt oder im Dampf die Arme verbrüht... Dabei hat es folgerichtig gelernt: Vorsicht bei allem, was du nicht kennst!

Solche Angst ist wichtig. Denn sie beschützt das Kind, wenn es selbst Gefahren noch nicht abschätzen kann. Wer allgemein über Angst klagt, vergißt oft, daß sie auch diese lebenserhaltende Funktion hat.

Angst vor dem Wasser kann aber auch andere Gründe haben: Vielleicht hat das Kind mit dem Wasser ganz speziell schon böse Erfahrungen gemacht: Jemand hat es unter eine Dusche gezwungen, es ist einmal unter Wasser gerutscht und hat dabei eine schwere Atemnot empfunden, was ja stets – selbst bei Erwachsenen – Todesangst auslöst.

Oder es handelt sich um Angst, die Sie selbst von sich auf das Kleine übertragen haben. Haben Sie es etwa schon vor dem Schwimmbecken fest und ängstlich an sich gedrückt? Haben Sie ihm sehr häufig einzutrichtern versucht, daß es «keine Angst haben» müsse, und es so erst auf die Möglichkeit aufmerksam gemacht, daß ein Mensch auch mit Angst auf Wasser reagieren könnte? Haben Sie es vielleicht vor jedem auch kleinsten Bach gewarnt und ihm erklärt, daß es darin ertrinken könnte? Haben Sie es vielleicht regelmäßig ausgeschimpft, wenn es sich in einer Pfütze naßgespritzt hatte?... All das sind Zeichen Ihrer eigenen Angst, das Kind mit dem Wasser in Berührung zu bringen.

Haben Sie selbst Angst und hat sich diese auf das Kind übertragen, so sollten Sie zuerst bei sich selbst die Angst bekämpfen – zum Beispiel durch Information. Schauen Sie doch erst ein paarmal allein beim Babyschwimmen zu. Dabei sehen Sie, wie geschickt sich so ein Kleines schon im nassen Element bewegen kann, wie Sie es auch leicht ergreifen können, wenn es mal abrutscht... Das wird Ihnen ein sichereres Gefühl geben. Und: Haben Sie keine Angst, können Sie auch keine Angst auf Ihr Kind übertragen.

Rührt aber die Angst von üblen kindlichen Erfahrungen her, so ist es wichtig, das Kind ganz vorsichtig ans Wasser zu gewöhnen, zuerst in der großen Wanne. Da können Sie viele Spiele machen, die Angst nehmen können. Eine Menge davon beschreiben wir ab Seite 30.

Schließlich gibt es auch Kinder, bei denen Scheu, Vorsicht und Ängstlichkeit sozusagen schon in den Erbanlagen verankert ist. Das trifft aber wohl nur auf etwa eins von hundert Kindern zu. Können Sie sonst keinen Grund für die Angst finden, so sollten Sie einen Psychologen zu Rate ziehen. Denn diese Ängstlichkeit ist sicher nicht nur mit dem Wasser verbunden. Sie könnte sich zu einem ernsthaften Hindernis für ein freies, kreatives Leben Ihres Kindes auswachsen.

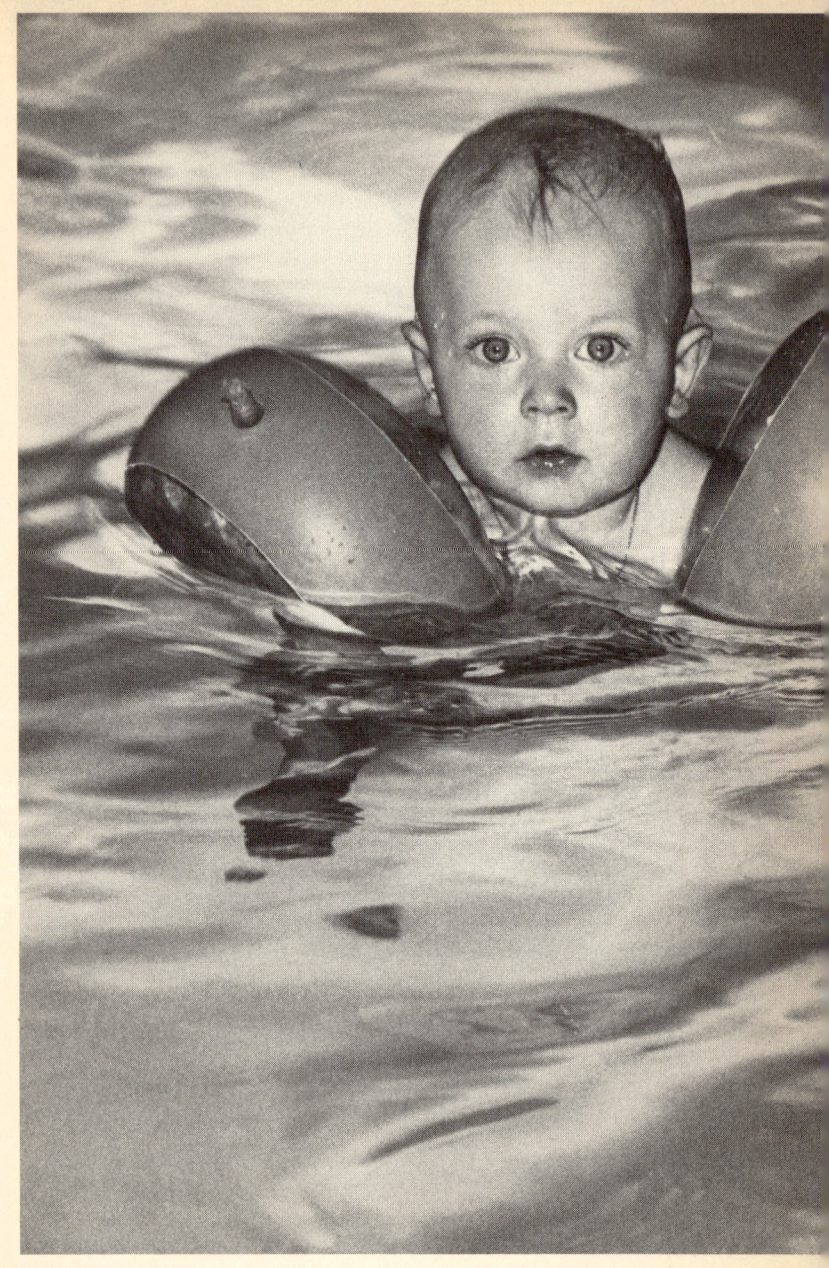

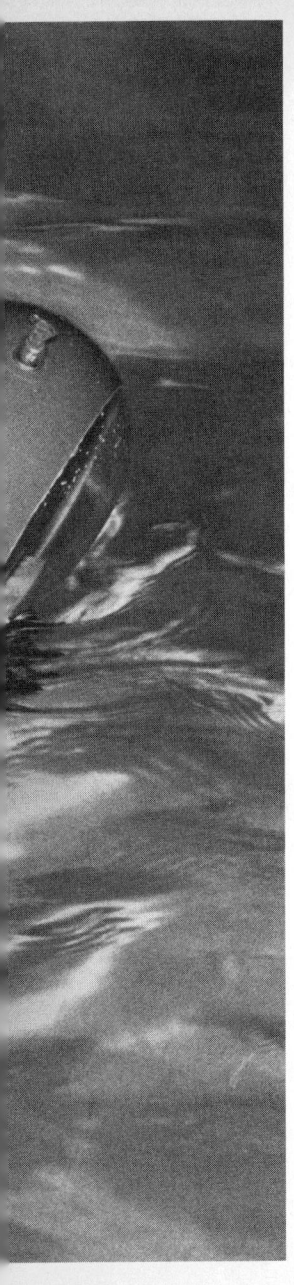

Kapitel 1

Wasserspaß
von
null bis zwei

Fast alle Babys baden begeistert

Die Entwicklungspsychologen sind sich nahezu einig: Das Planschen im Wasser ist lustvolle Erinnerung an das vorgeburtliche Leben im mütterlichen Fruchtwasser. Auch gleich nach den Anstrengungen der Geburt erlebt der Mensch die wohltuend entspannende Wirkung des warmen Wassers: Das Neugeborene wird von der Hebamme oder vom Vater gleich behutsam gebadet.

Wasser ist für ein Baby also ein wohlvertrautes Milieu. Und von Geburt an ist der Mensch alles andere mehr als wasserscheu.

Die Regeln für das Babybad

Manchmal allerdings wird Kindern ihre Lust im nassen Element schnell und gründlich ausgetrieben, dann nämlich, wenn bei der täglichen Reinigungsprozedur allzuoft Hektik aufkommt. Dabei kriegt das Kleine vielleicht einmal Wasser in Augen und Ohren, was es ganz und gar nicht leiden kann. Oder sein Kopf rutscht sogar vom schützenden Arm der Mutter unerwartet ins Wasser ab. Für manches Baby wird das Baden so zumindest zur lästigen Routine. Vielleicht aber führt es sogar dazu, daß schon bald jeder Kontakt mit Wasser Angst auslöst.

Die älteste uns bekannte Badewanne der Welt wurde vor etwa 3500 Jahren im berühmten Königspalast von Knossos auf der Insel Kreta installiert

Sie können dafür sorgen, daß Ihr Kind die Freude am Baden nicht verliert. Darum sollten Sie diese Regeln beachten:

● Das Baby darf von Anfang an täglich baden
Früher warnte man davor, ein Kind in die Wanne zu bringen, bevor der Nabel völlig trocken ist. In fast allen Kliniken werden heute aber die Kinder von Anfang an täglich gebadet, ohne daß es darum zu Nabelinfektionen kommt. Das Baden, weiß man heute, fördert sogar das Austrocknen des Nabelgrundes. Anfangs reichen fünf Bademinuten, später sollten es zumindest zehn sein.

Manche Eltern möchten ihr Kind aber gar nicht

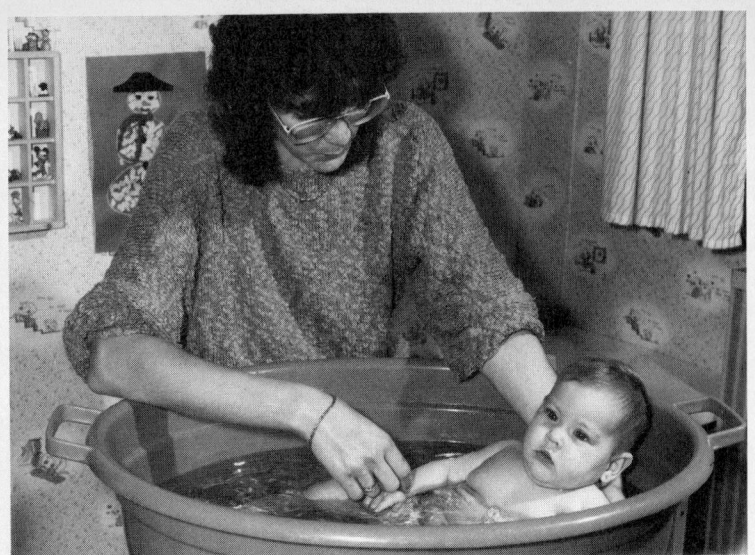

täglich baden. Sie möchten der Haut auch einmal ihre natürliche Ausdünstung lassen und damit ihren natürlichen Geruch, der ja sonst stets durch mehr oder weniger kosmetische Düfte «zugedeckt» wird. Das ist auch in Ordnung, wenn Sie das nichts so weit treiben, daß die wirklich notwendige Hygiene versäumt wird.

● Das Kind soll nicht mit vollem Magen baden
Am besten eignen sich diese Zeiten: vormittags vor der zweiten Mahlzeit oder abends vor der letzten. Das Abendbad kann das berufstätige Elternteil einbeziehen. Und es ist auch für die Kinder besonders geeignet, die abends schlecht einschlafen können. Denn es macht müde.

● Anfangs badet das Kind in der Babywanne
Achten Sie darauf, daß diese Wanne einen Ablaufstöpsel hat. Übrigens: Notfalls tut es auch das Waschbecken.

● Alles, was fürs Bad nötig ist, muß vorher parat sein
Denn Sie sollten Ihr Kind nie allein im Wasser lassen, etwa um schnell noch etwas aus einem ande-

ren Raum zu holen, was Sie bereitzulegen vergessen hatten. Eine Ausnahme ist, wenn das Kind sicher in der «Lena-Badehilfe» sitzt, die wir Ihnen im Bild zeigen.*

● Das Badewasser soll 36 °C bis 37 °C warm sein
Kontrollieren Sie die Temperatur stets mit dem Badethermometer! Das brauchen Sie auch, wenn Sie Ihr Kind später allmählich an kühleres Wasser gewöhnen wollen (siehe Seite 26).

● Üben Sie den richtigen Baby-Badegriff
Sie stehen seitlich von der Wanne. Ihre linke Hand greift unter dem Kopf des Babys hindurch seinen linken Oberarm. Der Babykopf ruht sicher auf Ihrem Unterarm. Er kann nicht ins Wasser abrutschen. Mit der freien Hand können Sie das Kind waschen und dann auch vom Rücken auf den Bauch drehen, wobei es auf Ihrem Unterarm liegenbleibt. Wie das exakt aussieht, sehen Sie auf dem Bild auf S. 25.

● Vorsicht bei der Kopfwäsche!
Zwar «beißen» die modernen Kinder-Shampoos nicht mehr in den Augen. Aber viele Kinder hassen es schon, wenn nur Wasser in die Augen oder in die Ohren kommt. Passiert das oft, vergeht ihnen bestimmt bald die Badelust. Um es zu verhindern, beugen Sie das Kind beim Haarewaschen leicht nach hinten.

Apropos Kinder-Shampoo: Die Meldungen über Dioxin (krebserzeugend) in Shampoos haben viele Mütter verunsichert. Aber schon im Test war in Kinder-Shampoos sehr wenig Dioxin. Bei «Plantschi» lag das damals schon unter der Nachweisgrenze. Heute haben alle Markenartikler nachgezogen, so daß Sie unbesorgt auswählen können.

● Spaß muß sein beim Baden
Nach den ersten Wochen darf dann schon ein Schwimmtier mit von der Partie sein oder ein anderes Badespielzeug. Aber ansonsten ist Ihr Kind sicher auch begeistert dabei, wenn Sie mit ihm

---

* Sie ist bei der ELASTOMERberatung zu 24,50 Mark zu haben: Königsberger Straße 53a, 2057 Reinbek 5.

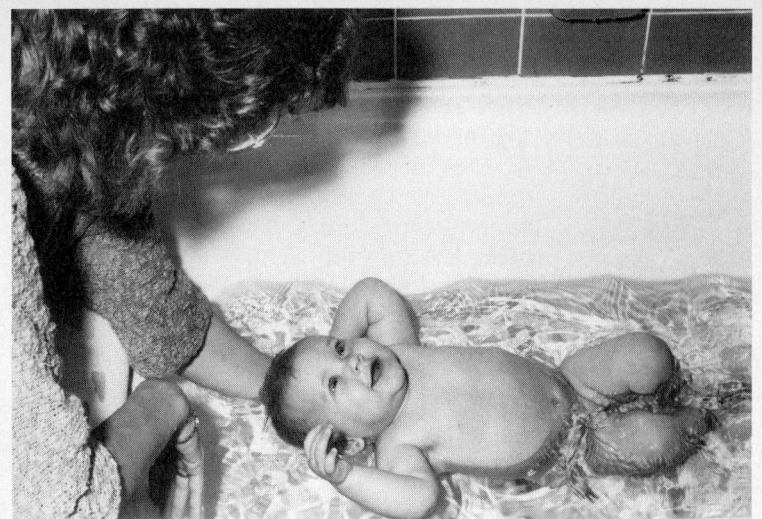

Ein erstes Schwimmge-
fühl schon in der großen
Wanne. Das Baby liegt
auf Mutters flacher
Hand. So «schiebt» die
Mutter das Kind sacht
im Wasser hin und her.

nach dem Waschlappen jagen, Badeschaum-Berge
bauen oder mit einem Plastikbecher Wasser schöpfen und ausgießen.

• Nach dem Baden sorgfältig abtrocknen
Tupfen Sie vor allem die Hautfalten gut ab, die
Leistenbeugen, Kniekehlen, Zehen-Zwischen-
räume, Achselhöhlen, Speckfalten am Hals...
Und vergessen Sie auch die Winkel hinter den
Ohren nicht.
Im Winter wird das Badetuch ein wenig vorge-
wärmt. Herrlich kuschelig ist es für das Baby in
einem Kapuzen-Badelaken. Reiben Sie das Kind
schließlich mit Babymilch oder -öl ein. Es wird das
genießen wie eine Streichelmassage.

• Machen Sie das Bad und die Pflege danach zu
einer Zeit der zärtlichen Gemeinsamkeit, bei dem
sich Ihr Kind bei Ihnen wohlbehütet, geborgen
und geliebt weiß.

Der Umstieg in die große Wanne

Wenn Sie sich vorgenommen haben, mit dem Kind schon im Alter von drei oder vier Monaten zum Babyschwimmen zu gehen, sollten Sie bald, nachdem der Nabel trocken ist, in die große Wanne umsteigen, spätestens aber, wenn das Kleine etwa sechs Wochen alt ist. Denn die verbleibende Zeit braucht es, um sich allmählich an mehr Wasser (und damit an einen höheren Wasserdruck) und an niedrigere Temperaturen zu gewöhnen.

Das Wasser im Lehrschwimmbecken, in dem das Babyschwimmen stattfindet, ist im allgemeinen 32 °C, höchstens 33 °C warm. Um das Kind an solche Temperaturen zu gewöhnen, gehen Sie am besten so vor: Im noch 37 °C warmen Wasser reiben Sie Rücken und Nacken mit einem kühleren Waschlappen ab. Von Bad zu Bad darf nun das Wasser um ein bis zwei Zehntelgrad kühler sein. Und auf jeder Stufe wenden Sie den Waschlappentrick an.

Wenn Sie aber noch nicht so früh zum Babyschwimmen wollen, hat der Umstieg in die große Wanne noch ein wenig Zeit. Wann immer Sie umsteigen, die große Wanne ist eine enorme Umstellung. Sie ist für das Baby ja fast so groß wie ein Swimmingpool für einen Erwachsenen.

Nun rückt das Spielen in den Mittelpunkt. Darum sei Ihre Regel: Zum Anfang der Badezeit kommt weder ein Badezusatz noch Seife ins Spiel. Denn beim Spielen könnte das Kind leicht etwas Wasser schlucken. Und weder Seife noch Schaum sind besonders lecker.

Wenn Sie etwas für die Babyhaut tun wollen, gießen Sie einen Schuß Obstessig ins «Spiel»-Wasser. Bewährt hat sich Apfelessig.

Kinder allerdings haben oft gar nichts gegen eine Portion Badeschaum. Sie scheinen ihn zu genießen wie manche Eltern den Schaum vom Bier. Während sie Schaumburgen bauen oder sich Badeschaum-Bärte wachsen lassen, lecken sie immer wieder einmal genüßlich daran. Das bedeutet:

Hier ist es besonders wichtig nach den Schadstoffen zu fragen.

Auch bei den Babybädern hat es 1987 eine heftige Diskussion gegegen. Die Zeitschrift «Öko-Test» veröffentlichte dafür im März zum Teil erschreckende Werte.

Das Bundesgesundheitsamt sah damals zwar noch immer eine Gefährdung erst, wenn ein Dioxan-Gehalt von 500 mg/kg gegeben war. Eltern aber sehen das anders. Das Katalyse-Institut in Köln hat sich voll auf ihre Seite geschlagen. Sie raten vom Kauf bereits dringend ab, wenn nur 10 % davon nachgewiesen werden können, also 50 mg/kg. Im März 1987 konnten sich bei diesem strengen Maßstab überhaupt nur drei Marken sehen lassen:

Sanosan Babybad, Milupa	17 mg/kg
Penaten-Babybad, Dr. Riese & Co	22 mg/kg
Pferdle-Kinderschaumbad, Lenhard Kosmetik	47 mg/kg

Alle anderen hatten höhere Dioxan-Gehalte. Inzwischen aber haben auch auf diesem Markt viele Hersteller Konsequenzen aus der alarmierenden Analyse gezogen. Ein Lehrstück, wie schadstoffbewußte Kunden die Anbieter dazu bringen können, schadstoffarme oder gar -freie Mittel auf den Markt zu bringen.

Es gibt übrigens auch für die Kleinen schon Bäder mit natürlichen Zusätzen, die Heilkraft entfalten.

Füllen Sie in ein Leinensäckchen, das nicht aus allzu festem Stoff gemacht ist, bestimmte Kräuter, und zwar:

Lavendel	– wirkt beruhigend, entspannend
Schafgarbe	– wirkt krampflösend bei Bauchschmerzen
Thymian	– lindert Schnupfen

Die Kräuter entfalten alle auch einen charakteristischen Duft, den Kinder sichtbar genießen.

Aber: Pflücken Sie die Kräuter nicht irgendwo am Straßenrand, wo der Bleigehalt der Auspuffgase und andere Schadstoffe auf die Pflanzen einwirken. Am sichersten ist, Sie kaufen sie in einem

Fast alle Babys baden begeistert

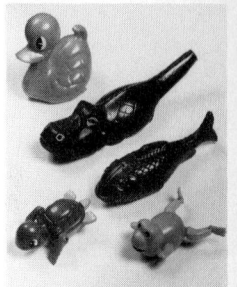

Schwimmtiere sind ein Muß für die Badewanne. Ob Ente, Fisch, Schildkröte, Frosch oder Krokodil, ob sie als Schaumbad-Verpakkung (Krokodil) übrigbleiben oder nur so zum Spielen gekauft wurden, ist einerlei. Am meisten begeistern natürlich die, die sich im Wasser bewegen (hier: Frosch und Schildkröte von Tomy).

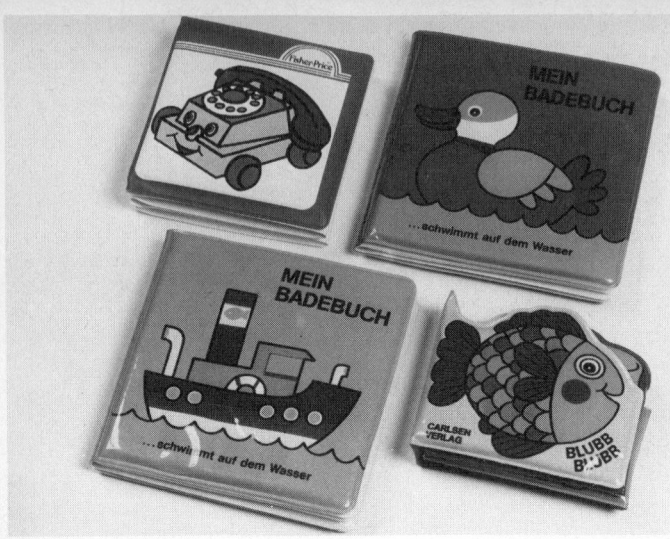

Reformhaus oder einem Naturladen, die Ihnen zusichern können, daß ihr Lieferant sie von pestizidfreien Wiesen bzw. Plantagen erntet. Viele Hinweise auf die heilende Kraft von Kräuterbädern finden sich übrigens in dem Rowohlt-Taschenbuch «Hausmittel für Kinder» von Petra Lange.

Wenn von den Schadstoffen rund um das Babybad geredet wird, dehnt sich die Debatte meist auch noch auf die Babycremes aus. Hier wurden schon im März 1986 alarmierende Ergebnisse veröffentlicht («Öko-Test» Heft 3/86).

Bei Penaten-Creme zur Haut- und Kinderpflege zum Beispiel wurden damals 170 Mikrogramm Lindan und 125 Mikrogramm Dieldrin pro Kilo nachgewiesen, die beide zu den Pestiziden zählen (Insektenvertilgungsmittel). Klar, diese Creme enthält Lanolin, also Schafswollfett. Wenn dieses Fett aus der Wolle von Schafen stammt, die auf pestizidvergifteten Weiden grasen, muß es solche Gifte enthalten, jedenfalls dann, wenn sie nicht ausgewaschen werden, ehe sie an die Cremehersteller geliefert werden.

Um beim Penaten-Beispiel zu bleiben: Die

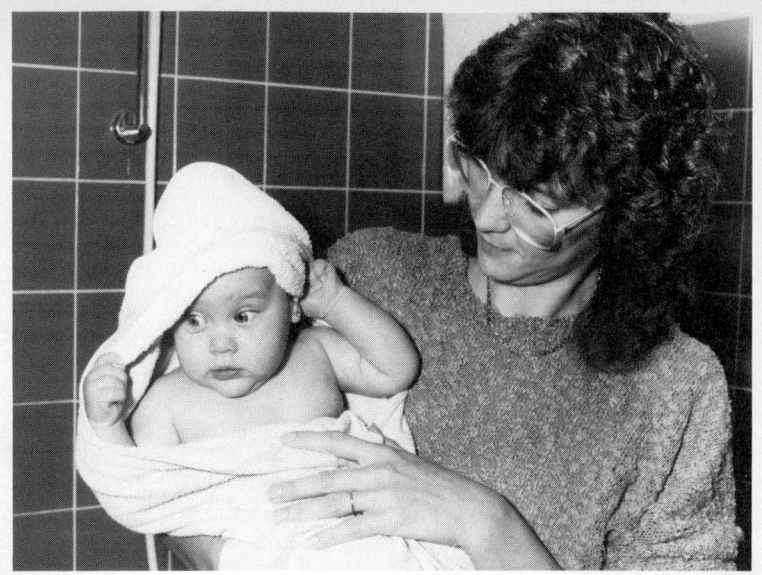

Sehnsüchtig guckt die Nachwuchs-Wasserratte auf die Wanne. Obwohl sie schon gut zwanzig Minuten im Wasser bleiben durfte – sie findet, das ist noch längst nicht genug!

Firma hat inzwischen den Rohstofflieferanten gewechselt. Von jeder Lieferung werden heute Stichproben ans Umweltinstitut nach Bremen geschickt. Nur einwandfreie Lieferungen kommen in die Produktion. Und trotzdem werden auch von allen Fertigprodukten Stichproben nach Bremen geschickt. Auf den Markt kommen so nur noch Cremes, bei denen keine Spur mehr von Pestiziden gefunden werden kann. Im Test 1986 erreichte ein solches Ergebnis nur die «Spezial-Wundschutz-creme» von «Bübchen». Wenn heute getestet würde, würden wohl fast alle Markenprodukte ähnlich gut abschneiden.

Nun kann es also losgehen in der Wanne. Am besten, Sie steigen gleich selbst mit hinein. Allein können Sie das Kind ohnehin nicht im Wasser lassen. Und so haben Sie es nicht nur besser im Griff, sondern es macht garantiert Ihnen beiden so viel mehr Spaß. Am besten ist noch ein Dritter in der Wohnung, der Ihnen zuletzt das Kind aus der Wanne abnimmt, ehe Sie aussteigen. Übrigens:

Jetzt ist eine Badewannenmatte zwingend nötig, damit keiner abrutscht.

Wenn Vater oder Mutter mit in der Wanne sind, fühlt sich das Kleine viel sicherer. Der Körperkontakt spielt dabei natürlich eine wichtige Rolle.

Erste Spiele in der Wanne

Nun können Sie auch die ersten Spiele machen:

Strampel-Wonne. Wenn Sie spüren, daß das Kind noch ängstlich ist, legen Sie es sich auf den Bauch, streichen Sie fest über seinen Rücken, über Arme und Beine. Geben Sie seinen Fußsohlen – etwa mit Ihren Oberschenkeln – etwas Widerstand. Das Kind wird anfangen, kräftig zu strampeln, und bald beginnen, sich pudelwohl zu fühlen.

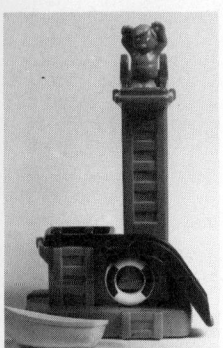

Taucher Dan steht auf dem Turm, der durch Saugnäpfe an der Badewannen-Wand fixiert ist. Füllt man Wasser ins Reservoir, springt Dan in die Fluten. Mit Rettungsring oder Boot eilt er zurück zum Turm. Eins der attraktivsten Badewannenspielzeuge (von Matchbox).

Goldfisch. Wird das Kind nach einigen Bädern in der großen Wanne sicherer, so kann es schon bäuchlings oder rücklings auf Ihrer flachen Hand liegen. Ziehen Sie die Hand näher an sich heran, so als schwämme das Kind auf Sie zu. Stoßen Sie die Hand etwas von Ihrem Körper weg, so als schwämme das Kind von Ihnen weg.

Springbrunnen. So nach und nach können Sie es auch schon mit ein paar Spritzern versuchen. Das aktiviert. Die meisten gewinnen schnell Spaß an dem selbstgesteuerten Springbrunnen. Aber stoppen Sie das Spiel, wenn Sie merken, daß das Kind eher Angst als Freude daran hat.

Mit Wasser spritzen und prusten: Das macht Spaß, und manchmal taucht das Baby sogar schon unter

Prustespiel. Wird die kleine Badenixe oder der kleine Wassermann, mit etwa einem Jahr, schon übermütig, können Sie mit dem Prustespiel beginnen. Sie liegen bäuchlings im Wasser, das Gesicht leicht eingetaucht. Sie prusten ins Wasser, was ja komische Laute erzeugt, die das Kind bestimmt amüsieren. Viele Kinder sind ganz scharf darauf, Ihnen das nachzumachen. Und spielend merken sie gar nicht, daß sie damit schon so ein ganz kleines bißchen untergetaucht sind.

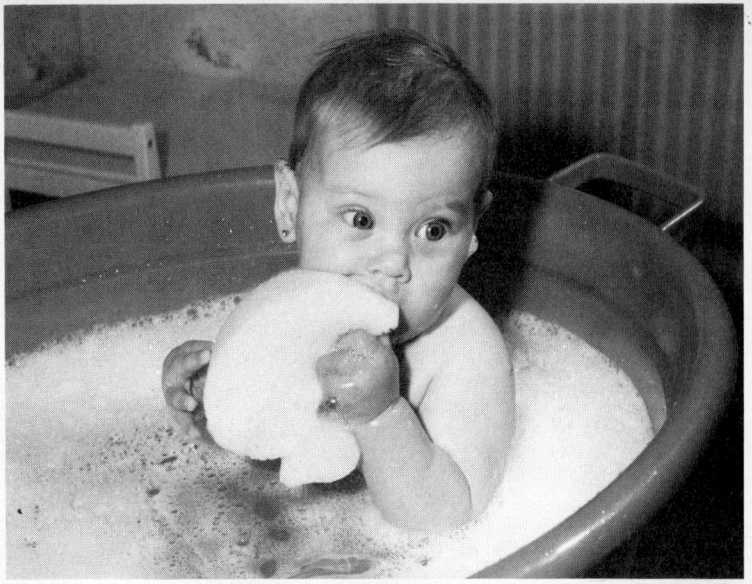

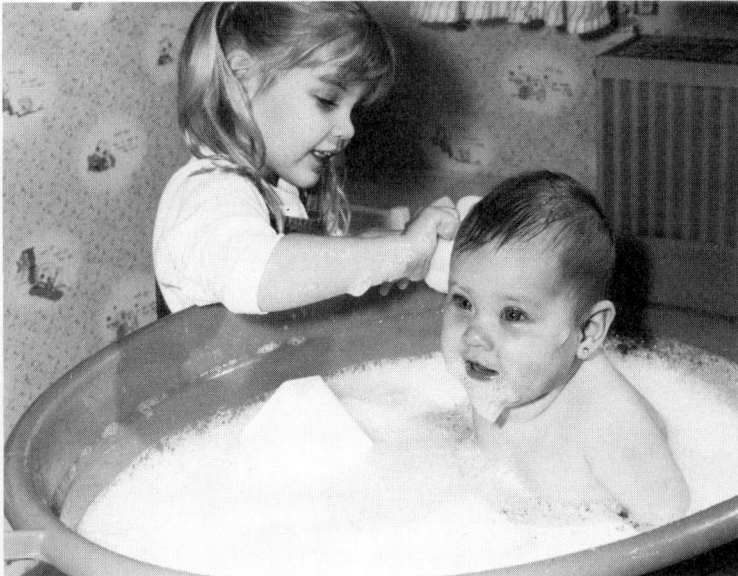

Badeschaum riecht herrlich! Babys schieben sich aber auch gar zu gern einmal eine Portion in den Mund. Keine Angst: Kinderbad-Zusätze deutscher Herkunft sind heute alle erfreulich schadstoffarm.

Flottenparade. Zum Spiel in der großen Wanne gehört auch etwas Spielzeug. Auf Seite 27 zeigen wir Ihnen die ganze Palette. Nicht daß Ihr Kind das alles haben müßte. Nein. Aber da können Sie sich das aussuchen, von dem Sie denken, daß es Ihnen beiden Spaß bringt. Gut sind sicher ein paar einfache kleine Schiffe. Das können auch Papierschiffchen sein, die man für jede Flotten-Parade dann eben neu falten muß.

Wasserschöpfen. Kann das Kind schon einen Becher halten, so macht ihm das Wasserschöpfen meist Freude. Schöpfen – ausgießen – schöpfen – ausgießen – schöpfen...

Badeschaum-Berge. Vom ausgelassenen Spiel zum Abseifen leitet dann vielleicht ein kurzes Spiel mit dem Badeschaum über. Badeschaum-Berge und -Burgen sind fix errichtet. Dabei sollten Sie das Kind auf den Duft aufmerksam machen, indem Sie besonders genüßlich einatmen und ihm erklären, daß das ganz toll nach Kamille oder sonstwas riecht.

Jetzt geht es ins Schwimmbecken

Wollen Sie mit Ihrem Kind zum Babyschwimmen, so haben Sie zwei Möglichkeiten:
• Entweder Sie finden eine Schwimmschule oder eine öffentliche Badeanstalt, wo Babyschwimmen im Kurs auf dem Programm steht,
• oder Sie finden einen solchen Kurs nicht oder wollen sich ihm nicht anschließen und möchten mit Ihrem Kind selbständig im Wasser spielen und lernen.

Für den Kurs gehen Sie am besten so vor: Suchen Sie sich aus dem Telefonverzeichnis die Schwimmbäder Ihrer Umgebung heraus. Erkundigen Sie sich, ob es da solche Kurse gibt. Seien Sie nicht enttäuscht bei einer negativen Antwort. Es wäre schon etwas Besonderes, wenn Sie ein dem Babyschwimmen so aufgeschlossenes öffentliches Bad fänden. Suchen Sie dann auf den gelben Seiten des Telefonbuches die Schwimmschulen Ihrer Umgebung heraus. Da werden Sie sicher schon eher fündig. Gibt es mehrere Angebote in der Umgebung, fragen Sie gleich auch nach dem Preis des Kurses. Das kann sehr lohnend sein. In Hamburg zum Beispiel schwankten die Stundenpreise zwischen 14,– DM und 22,– DM!

Versuchen Sie, eine Probestunde zu bekommen. Manchmal sind diese Stunden zwar nicht kostenlos, aber man kann sie wenigstens als eine Stunde bezahlen und muß sich erst danach für einen ganzen, meist zehnstündigen Kurs entscheiden.

So soll ein Babybecken beschaffen sein

Achten Sie in einer solchen Probestunde vor allem auf folgende Punkte:

● Hat das Lehrschwimmbecken eine Tiefe von 1,25 m bis 1,35 m und das Wasser eine Temperatur von 32 °C bis 33 °C?

● Gibt es einen Wickelplatz – etwa eine breite beheizte Fensterbank oder etwas Ähnliches – für die Zeit gleich nach dem Bad?

● Geht der Kursleiter, die Kursleiterin auf Ihre eigenen Vorstellungen und Schwierigkeiten ein?

Können Sie alle diese Fragen mit einem eindeutigen Ja beantworten, spricht zunächst einmal nichts gegen den Kurs – es sei denn, Sie haben bemerkt, daß Ihr Kind gleich einen Horror vor dem Wasser hat, was aber doch extrem selten zu beobachten ist. Die meisten Kinder zwischen drei und fünf Monaten fühlen sich sehr schnell pudelwohl, es sei denn, sie kriegen gerade Zähnchen, haben Bauchschmerzen oder ein anderes Wehweh. Dann würden sie aber auch außerhalb des Wassers herumquäken und jammern. Der Kursleiter wird Ihnen sicher sagen, ob sich Ihr Kind so verhält, daß es mutmaßlich Spaß haben wird an so einem Kurs.

Das alles klingt nun vielleicht so, als hätten alle Eltern in unserem Land die Auswahl zwischen mehreren Kursen. Das ist natürlich nur in Großstädten so. Häufig gibt es überhaupt nur einen Kurs – oder noch häufiger: gar keinen.

Gibt es nun keinen Kurs, so könnten Sie noch versuchen, einige Eltern von Babys mehr für einen solchen Kurs zu begeistern. Gemeinsam könnten Sie dann mal eine Initiative starten. Wenden Sie sich da getrost an Ihre politische Vertretung. Argumente fürs Babyschwimmen finden Sie ausreichend in unseren ersten Kapiteln. Machen Sie ruhig etwas Druck. Schließlich möchten Sie das Angebot haben, während Ihr Kind noch ein Baby ist!

Haben Sie aber die Zeit für solche Initiative nicht oder gelingt es Ihnen nicht, Verantwortliche zu einer Aktion zu bewegen, bleibt Ihnen natürlich immer noch, selbst eine Gruppe zu gründen und mit ein paar Eltern mehr ein ganz privates Babyschwimmen zu starten.

Gewöhnen Sie Ihr Kind langsam ans Schwimmbad: Auch aus Wasserscheuen werden mit liebevoller Geduld richtige Wasserratten

Suchen Sie sich dann ein möglichst modernes Schwimmbad, in dem es einen Warmwasser-Badetag gibt. Wählen Sie nur diesen für das Babyschwimmen. Und: Die Temperaturen liegen auch an solchen Tagen kaum über 28 °C. Löbliche Ausnahmen sind die meisten Badeparks, auch Spaßbäder genannt, die wir Ihnen ab Seite 139 vorstellen. Liegt kein Spaßbad in Ihrer Nähe, sollten Sie mit Kindern, die jünger als acht Monate alt sind, noch nicht schwimmen gehen. Und Sie sollten die Zeit davor noch zu ausführlichem Spiel in der großen Wanne und – wenn möglich – im Planschbecken im Garten nutzen, damit erst überhaupt mal Freude am Spiel im Wasser aufkommt. Sie sollten dann das Wasser, in dem das Kind mit dem ganzen Körper steckt, also in der Badewanne, allmählich bis auf 28 °C abkühlen. Wohlgemerkt: nicht für das Reinigungsbad, aber beim Spielen. Wie Sie da vorgehen können, ist im vorigen Kapitel beschrieben.

Gehen Sie dann schließlich das erste Mal ins Bad, könnte es durchaus passieren, daß Ihnen das

Kleine ganz verschreckt vorkommt. Das könnte dann leicht an dem ungewohnt hohen Geräuschpegel liegen. Muten Sie ihm den dann nicht zu lange zu. Mag es aus diesem Grunde oder vielleicht, weil da einfach zu viele Menschen im Wasser sind, nicht gleich ins Wasser, dann setzen Sie sich auf die Bank und schauen gemeinsam zu.

Es wird dann von selbst signalisieren, wenn es auch dorthin will. Tut es das nicht, probieren Sie es. Spüren Sie großen Widerstand, versuchen Sie es lieber ein paar Wochen später noch einmal. Das Kind hat es nämlich jetzt, da es mehr als acht Monate alt ist, ein bißchen schwerer, sich an die neue Umwelt zu gewöhnen. Seine Sinne sind ja nun schon viel wacher, und so nimmt es auch Störungen genauer wahr. Darum müssen Sie ihm auch nicht jeden Widerstand gleich als eine «angeborene Wasserscheu» auslegen. Es kann schon noch eine leidenschaftliche Wasserratte daraus werden, wenn Sie nur stets einen Grundsatz, den wichtigsten überhaupt, beachten: Ihr Kind soll stets ins Wasser *wollen und dürfen, nie müssen!*

Prüfen Sie das Bad, bevor Sie mit dem Kind zum erstenmal hingehen. Haben Sie es erst einmal ausgewählt, sollten Sie bei diesem Ort für den Badespaß bleiben, wenigstens ein paar Monate lang. So wird dem Kleinen die Umgebung vertraut. Das trägt zu seinem Behagen bei.

Die Regeln für das Badengehen

Ob Sie nun am Babyschwimmkurs teilnehmen, mit Freunden und ihren Kindern oder ganz allein mit Ihrem Kind ins Schwimmbad gehen – immer gelten diese Regeln:

• Wählen Sie für das Schwimmen eine Zeit, in der das Baby auch sonst schon immer hellwach und zum Spielen aufgelegt war.

• Die letzte Mahlzeit vor dem Wasservergnügen sollte etwa eine Stunde vorher beendet sein. Nehmen Sie aber zu essen und zu trinken mit. Nach

35

dem Baden hat Ihr Sprößling sicher Hunger und Durst.

● Vergessen Sie die Plastiktüte für die schmutzige Windel nicht und auch nicht die frische Wäsche. Es ist wichtig, daß sich das Kind nach dem Bad wohl fühlt, wenn es am Bad Spaß haben soll.

● Auch Babys brauchen Badehosen. Nicht daß jemand was gegen einen so kleinen Nackedei hätte! Im Gegenteil – süß ist er. Aber es kann leicht passieren, daß das Kleine seine «großen Geschäfte» plötzlich und unerwartet ausgerechnet im Wasser erledigen muß. Hat es dann keine Hose an, verteilt sich die ganze Sache sofort – fein zerfedert – im ganzen Becken, was kaum schnell wieder zu beseitigen ist. Eine Gummihose empfiehlt sich allerdings nicht, weil sich in ihr Luft sammelt, die dann die kindliche Wasserlage völlig verändert. Normale Windelhöschen reichen vollkommen, und sogar ein kleines Frotteehöschen reicht als Auffang meist schon aus, wenn es zu der kleinen Bescherung kommt. Es heißt dann natürlich: Sofort raus aus dem Wasser!

Das Wasser soll ein neuer Spielplatz werden, kein Trainingsplatz für sportliche Höchstleistungen

Gut ist es, wenn sich Vater und Mutter engagieren, nicht also nur der Elternteil, der «so was eben besser kann». Das Wasser soll ja nur zum Spielplatz werden, der neue Möglichkeiten erschließt, kein Trainingsplatz. Und an dem Spielspaß sollten beide Eltern beteiligt sein.

Ein Wort zur Ansteckungsgefahr

Selbst ein schwimmbegeisterter Mensch kann nicht bestreiten: Jeder kann sich im Schwimmbad eine Infektionskrankheit «holen». Das feuchtwarme Klima fördert nämlich die Vermehrung der Bakterien, die andere ins Badewasser eingeschleppt haben. Da ist natürlich zunächst die Hygiene des Schwimmbades gefordert. Doch auch täglicher Wasserwechsel und die mehrmals täglich stattfindende Desinfektion der Laufwege könnten Infektionen nicht völlig ausschließen. Die Bäder haben aber ein recht wirksames Mittel: Sie chloren das Wasser. Das ist gut gegen Bakterien, aber schlecht für manche Kinderaugen. Wenn die Augen Ihres Kindes nach jedem Bad rot entzündet sind, spendieren Sie dem Geplagten eine Taucherbrille. Die schützt die Augen, und die Kinder finden sie meist «riesig». Wenn dieser Schutz nicht ausreicht, befragen Sie den Augenarzt. Meist wird er Augentropfen verschreiben, die Sie nach jedem Bad in die Augen träufeln.

Manche Bäder nehmen heute schon Ozon statt Chlor. Das schont die Augen.

Bei aller Vorsicht: Eine gewisse Ansteckungsgefahr bleibt. Und so ist es für «Schwimmkinder» besonders wichtig, daß sie rechtzeitig alle nötigen Schutzimpfungen bekommen. Ihr Kinderarzt gibt Ihnen sicher einen Impfkalender und wird Sie auch sonst in diesem Punkt gut beraten.

Gegen die weitverbreiteten Pilzkrankheiten kann man sich allerdings nicht impfen lassen. Pilze sind pflanzliche «Untermieter» auf der Haut des Menschen. Sie siedeln sich besonders gern zwischen den Zehen an, im Mund und in der Vagina. Bei bestimmten ungünstigen Bedingungen können sie sogar in den Körper eindringen. Dann schaden sie der Leber, dem Herzmuskel und den Drüsen.

Benutzen Sie darum unbedingt stets die Fußduschen zur Desinfektion. Es gibt sie inzwischen wirklich in jedem Bad. Gehen Sie nie selbst mit einer Pilzerkrankung in eine Badeanstalt, und lassen Sie auch ein erkranktes Kind nie ins Wasser.

Besonders wichtig ist auch: Stecken Sie nie Socken und andere Wäscheteile eines pilzerkrankten Familienmitgliedes mit den Wäschestücken anderer Familienmitglieder in eine Waschmaschine. Die Hitze kann Pilzen nämlich gar nichts anhaben. Sie «schwimmen» auch durch 90°-Lauge munter von einem Wäschestück zum anderen. Die Waschmaschine ist mindestens ebensooft der Ort der Ansteckung wie die Badeanstalt.

Haben Sie sich oder hat sich Ihr Kind trotz aller Vorsicht doch Pilze «eingefangen», sollten Sie den

Arzt besuchen. Ein bewährtes Hausmittel: Reiben Sie mehrmals täglich die betroffene Stelle mit Knoblauchsaft oder mit einer zerdrückten Knoblauchzehe ein. Die ätherischen Öle rücken den Pilzen zuleibe. Und als Unterstützung für jede Art Therapie: einmal pro Woche ein Molkebad (Molkepulver gibt es in der Apotheke).

Babyschwimmen ohne Kurs

Nehmen Sie an einem Kurs teil, so wird Sie der Kursleiter im Umgang mit dem Kind im Wasser sicher prächtig anleiten. Er hat viel Erfahrung und kennt darum fast alle Schwierigkeiten, die auftreten könnten. Er hat sich intensiv damit beschäftigt und meist viel Phantasie, und er kann aus jeder Situation neue Spiele entwickeln. Auf die besonderen Vorteile darüber hinaus werden wir im nächsten Kapitel noch eingehen.

Da aber sehr viele Eltern ohne Kurs auskommen müssen, wollen wir zunächst einmal all die vielen Spiele beschreiben, die Sie mit Ihrem Kind machen können, was Ihnen dann wenigstens zum Teil den Kursleiter ersetzen muß.

Wir beschreiben die Spiele immer da, wo sie frühestens möglich sind. Das heißt also: Auch dem Zweijährigen macht vieles noch großen Spaß, was hier als Babyspiel erscheint, das Fünfjährige hat an vielen Spielen viel Freude, die hier für die Zwei- bis Vierjährigen beschrieben werden.

Es ist eben so: Je älter das Kind wird, um so größer ist das Spielrepertoire, wenn auch ein paar Spiele dabei sind, die sicher nur über eine kürzere Zeit attraktiv sind.

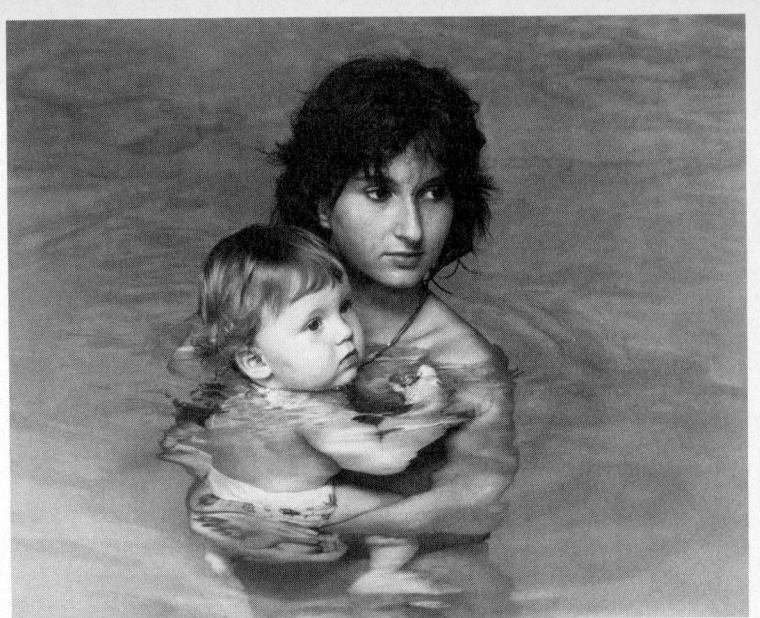

Die schönsten Wasserspiele ohne Schwimmhilfen

Nah bei der Mutter fühlt sich das Einjährige auch ohne Schwimmflügel im Wasser sicher und geborgen. Es läßt sich auch, wenn Mutter in die Knie geht, gern ganz tief ins Wasser eintauchen.

Eintauchen. Gehen Sie mit dem Baby auf dem Arm langsam ins kühle Naß. Drücken Sie das Kind liebevoll und fest an sich. Gehen Sie tiefer und tiefer. Kauern Sie sich etwas hinunter, bis dem Kind das Wasser bis zum Hals steht. Richten Sie sich wieder auf, so daß das Kind wieder auftaucht. Kauern Sie wieder hinunter, richten Sie sich wieder auf... Das Kind genießt das Ein- und Auftauchen.

Wasserwiege. Nehmen Sie das Kleine in beide Arme, so daß Sie es wiegen können. Wiegen Sie es durchs Wasser, aus dem Wasser, durchs Wasser, aus dem Wasser...

Wasserstrampeln. Geben Sie den Fußsohlen des Kindes – etwa mit Ihrem Oberschenkel – etwas

«Wasserwiege», «Wasserstrampeln», «Wellenreiter»: Spaß an der Bewegung und am Reiterspiel

39

Widerstand. Das Kind beginnt bestimmt, fröhlich zu strampeln. Dabei bewegt es seine Beine so, daß es ans Wassertreten erinnert.

Schiffsschraube. Halten Sie das Kind vor sich ins Wasser, mit Ihren Händen an seinen Hüften. Wenn es Sie anschaut, drehen Sie es mit kleinem Schwung so, daß es Ihnen seine kalte Schulter zeigt, dann wieder soll es Sie anschauen... Haben Sie schon oft «Schiffsschraube» gespielt, dürfen Sie es dann einmal in der Drehung einen winzigen Augenblick loslassen.

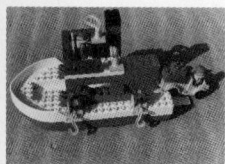

Dieses Fährschiff aus DUPLO-Steinen können Zweijährige zwar noch nicht bauen, aber sie sind schon aufmerksam dabei. Und beim Spielen erwacht dann ihre Kreativität: Fahrzeuge verladen, mal Lokführer, mal Käptn sein, mal Autofahrer, mal Passagier...

Wellenreiter. Das erste Reiterspiel findet im Wasser statt. Legen Sie das Baby bäuchlings auf Ihre flache Hand. Halten Sie die Hand kurz unter den Brustkorb des Kindes. Ziehen Sie die Hand zu sich heran, als schwämme das Kind auf Sie zu. Schieben Sie Ihre Hand etwas von Ihrem Körper weg, so als schwämme das Kind von Ihnen weg. Dabei sagen Sie:

«Mein Schiff fährt heute kreuz und quer
weithin über das große Meer.
Ist's windstill, gleitet es bedächtig;
ist aber Sturm, dann schaukelt es mächtig!»

Klar, daß Sie Ihre Hand bei «Windstille» behutsam führen, aber bei Sturm kräftig schaukeln lassen.

Fischreise. Das Kind liegt rücklings auf Ihrer Hand. Mit gespreizten Fingern halten Sie Ihre Hand unter das Schulterblatt des Kindes. Ziehen Sie wieder die Hand zu sich heran, und schieben Sie sie dann weg. Sie könnten sagen:

«Schwimme, Fischlein, schwimme!
Schwimm ins Meer hinaus,
doch da gibt es schlimme
Feinde, welch ein Graus!
Fischlein komm schnell wieder,
schnell zu mir zurück,
wogst du auf und nieder,
Fisch, ich wünsch dir Glück!»

Bei «aufs Meer hinaus» schieben Sie das Kind von sich und halten es noch entfernt von sich, wenn Sie von den schlimmen Feinden berichten. Bei «Fischlein, komm schnell wieder» ziehen Sie Ihre Hand schnell zu sich heran. Und bei «Ich wünsch dir Glück!» drücken Sie das Kleine fest an sich, so daß es im Spiel spürt, daß es bei jeder Gefahr bei Ihnen sicher und geborgen ist.

Wasserschlagen. Legen Sie das Kind bäuchlings aufs Wasser. Schieben Sie Ihre Arme dabei unter den Achselhöhlen des Kindes hindurch, bis Sie seine Oberschenkel fassen können. Versuchen Sie, ob es Ihnen durch einen leichten Druck auf die Schenkel gelingt, das Baby zu animieren, mit den Beinen das Wasser zu schlagen. Zuerst führen Sie die Beine und spornen es noch an: «Schön strampeln!» Immer mal wieder, bis das Kind schon auf das Kommando hin zu strampeln anfängt.

Wendemanöver. Drehen Sie das Kind von der Bauch- in die Rückenlage. Wenn es noch auf dem Bauch liegt, greift Ihre freie Hand schon hinter den Hinterkopf. Sie drehen das Kind. Die Hand, die vorher den Brustkorb gestützt hat, wird erst weggenommen, wenn das Kind schon auf dem Rücken liegt. Übrigens: Nie ruckartig drehen! Aber immer mal wieder, mal rechtsherum, mal linksherum.

Doppeldecker. Das ist ein lustiges Spiel zum Ausruhen. Vater oder Mutter schwimmt in der Brustlage. Der andere Elternteil setzt das Kind auf den Rücken des Schwimmers.

Versteckspiel. «Wo bin ich?» fragen Sie und verschwinden mit dem Kopf unter Wasser. Das geht natürlich nur, wenn noch ein zweiter Erwachsener da ist, der das Kind derweil sicher hält. Bleiben Sie ein paar Sekunden unter Wasser, tauchen Sie mit einem «Daaaaaa!» wieder auf. Zuerst staunt das Kind nur, dann aber lacht es meist herzlich. Vielleicht möchte es das Kleine Ihnen bald einmal nachmachen?

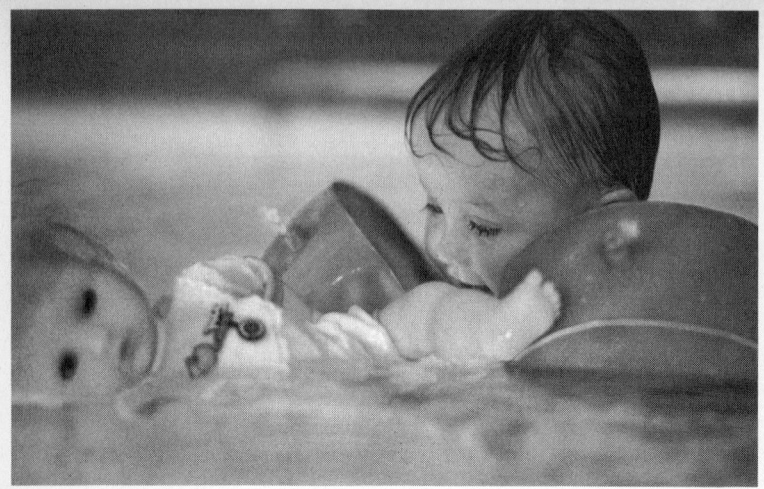

Das ist eine Freude,
wenn das Puppenkind
mal mit ins Wasser darf!
Das Badebaby von Zapf
ist so konstruiert, daß
kein Wasser in den Kör-
per dringt, obwohl die
Glieder in den Gelen-
ken beweglich sind.

Prustespiel. Wenn das Kind sein Gesicht eintauchen mag, liebt es das Prustespiel besonders.
Vielleicht kennt es das ja auch schon vom Bade-
wannen-Vergnügen. Mund unter Wasser und
kräftig hineinprusten, das macht einen Riesenspaß.

Wasserball. Wenn Vater und Mutter dabei sind
und ein kleiner Wasserball, kann der Ball von Mutter und Kind zum Vater und vom Vater zu Mutter
und Kind geworfen werden.

Für die Pausen zwischen den Spielen: kleine Spielzeuge am Beckenrand

Zwischen den Spielen immer einmal eine kleine
Pause einlegen. Dafür stehen ein paar Spielzeuge
am Beckenrand. Einer Puppe wird kurz «guten
Tag!» gesagt, ein Auto wird hin- und hergescho-
ben... Das dürfen natürlich nur Spielsachen sein,
die ein Bad vertragen können. Denn schnell landen sie mit Schwung im Becken. Soll eine Puppe
mit, so muß es eine Badepuppe sein, eine also, in
deren Körper kein Wasser eindringen kann. Eine
«Schwimmstunde» sollte zunächst nicht länger als
zwanzig Minuten sein. Manchmal wird sie sogar
viel kürzer ausfallen. Wenn nämlich Ihr Baby

weint und Sie es nicht innerhalb von längstens fünf
Minuten beruhigen können, sollten Sie für diesmal
Schluß machen.

Wie Babys schwimmen

Im sporttechnischen Sinne können Babys nicht
schwimmen. Meist hängt ihr Körper schräg hinunter. Das Kind führt eine Beinbewegung aus,
die ans Treppensteigen erinnert. Manchmal
«rührt» es dazu mit den Armen. Es sieht aus wie
Hundepaddeln. Es scheint, als verfüge der Mensch
schon kurz nach seiner Geburt über eine Art Re-
flexschwimmbewegung. Und Heinz Bauermeister,
Gründer der ersten Internationalen Babyschwimmschule in München, meinte, daß sich aus
diesen Reflexen systematisch das Schwimmen entwickeln lasse. In der Tat zeigte er der Welt faszinie-
rende Leistungen von ganz kleinen Kindern. Babys konnten unter Wasser spielen, Zweijährige
machten ihren «Freischwimmer», und wer den
Mut hatte hinzuschauen, sah die Knirpse auch vom
Dreimeterbrett springen!

Anderenorts sind solche Leistungen dann kaum
wiederholt worden. Aber kommt es denn wirklich
darauf an?

Wer Babys beim «Schwimmen» zuschaut, spürt
deutlich, daß es für die meisten ein Riesenspaß ist,
daß sie sich im Wasser wohl fühlen und auch stolz
darauf sind, sich – mit einer Schwimmhilfe – ein
paar Meter zu bewegen.

Es geht nicht um irgendwelche Rekorde. Spielend wird hier die ganze kleine Persönlichkeit gefördert, weil sie ganz neue Erfahrungen machen
kann. Das Baby erfährt, was Tiefe ist, erschrickt
vor der Bodenlosigkeit und stärkt sein Vertrauen
in die Eltern. Es lernt, in dem neuen Element sein
Gleichgewicht zu finden und zu halten, und hat
den Ansporn, alles dranzusetzen, möglichst bald
auch ohne Schwimmhilfe schwimmen zu können.

*Spielend wird beim
Babyschwimmen die
ganze kleine
Persönlichkeit gefördert*

Geeignete Schwimmhilfen

Allein kann sich das Kind anfangs also noch nicht lange über Wasser halten. Es wird zunächst von Vater oder Mutter gehalten. Wenn es sich aber selbständig im Wasser bewegen möchte, braucht es eine Schwimmhilfe.

Schwimmhilfen für die Oberarme

Am besten eignen sich Schwimmhilfen für die Oberarme, die heute allgemein Schwimmflügel genannt werden. Am besten sind solche, die sich stufenweise abbauen lassen, wie «swimfix» oder die «Delphin-Schwimmscheiben». Beide sind vor allem gut in Schwimmgruppen einzusetzen, die von versierten Fachleuten geleitet werden. Im Test der «Stiftung Warentest» schnitten beide Produkte nicht so gut ab wie andere. Bei swimfix zum Beispiel fehlten vor allem die vorgeschriebenen Warnhinweise, was im Test viele Negativpunkte eintrug. Auch die Handhabung ist nicht ganz so einfach wie bei anderen Modellen.

Wenn Sie also eine Schwimmhilfe suchen, die das Kind nur für das freie Spiel mit Ihnen tragen soll, die also nicht für einen bestimmten Kurs gedacht ist, so sei hier vor allem auf die Produkte verwiesen, die im Test von «Warentest» mit der Note «gut» bestanden:

- die Eitelschwimmanschette Flipper 740 zu ca. nur 3,50 Mark
- die John Armschwimmanschette 70079 zu ca. 6,– Mark
- die John Armschwimmanschette Plus 70075 und 70076 zu ca. 10,– Mark
- die Fashy Schwimmanschette von Gummi-Kraus zu ca. 11,– Mark
- die Bema Schwimmflügel zu ca. 12,50 Mark.

Schwimmhilfen für den Oberkörper

Es gibt auch Schwimmhilfen für den Oberkörper. Sie verändern allerdings die Wasserlage des Kindes und sind darum für den längeren Gebrauch weniger zu empfehlen. Neun von zehn getesteten Produkten dieser Gruppe bekamen von «Warentest» ein «Mangelhaft», nur ein einziges Produkt war «zufriedenstellend»:

- der John 70060 Schwimmgürtel für Kinder zu ca. 9,– Mark.

Wenn Ihr Kind an einem Babyschwimmkurs teilnehmen soll, ist es sinnvoll, vor dem Kauf einer Schwimmhilfe mit dem Schwimmpädagogen zu reden. Die meisten schwören nur auf eine einzige Schwimmhilfe, auf die sie ihren Kurs dann ausrichten. Und es gibt auch Schwimmpädagogen, die den Einsatz von Schwimmhilfen ganz und gar ablehnen.

Wenn Sie allein mit Ihrem Kind Wasserfreuden genießen wollen, denken Sie bitte immer daran: Eine Schwimmhilfe ist kein Babysitter! Kleine Kinder dürfen auch mit einer Schwimmhilfe nie unbeaufsichtigt am oder gar im Wasser spielen.

Die schönsten Wasserspiele mit Schwimmflügeln

Wenn Sie Ihr Kind mit einer Schwimmhilfe für die Oberarme vertraut machen wollen, streifen Sie sich diese zunächst selbst einmal über. Springen Sie damit fröhlich herum. Nun darf sie das Kind haben. Beobachten Sie es! Spürt es, daß es mit ihr sofort sicherer und selbständiger ist? Was steht auf dem Gesicht: Angst? Stolz? Gehen Sie auf die Gefühle ein, die das Kind bei diesen ganz neuen Erfahrungen empfindet! Halten Sie es, wenn es sich noch nicht allein zu bewegen traut, mit der ganzen Hand oder nur mit dem Finger. Tanzen Sie mit ihm durchs Wasser, wenn es übermütig ist. Wenn Sie das Kind dann loslassen wollen, kündigen Sie das unbedingt vorher an, etwa so: «Paß auf! Ich brauche dich gar nicht mehr festzuhalten, die Schwimmflügel tragen dich ganz allein!» Wenn das Kind immer noch ängstlich ist, halten Sie es noch und versuchen Sie es später noch einmal.

Bewegt sich das Kind sicher mit den Schwimmflügeln, gibt es viele neue Spiele:

«Ich brauche dich nicht mehr festzuhalten, die Schwimmflügel tragen dich ganz allein!»

Fährverkehr. Wenn Vater wie Mutter mit im Wasser sind: Stellen Sie sich zunächst etwa einen Meter auseinander auf. Das Kind kann von der Mutter zum Vater schwimmen, vom Vater zur Mutter. Wenn es ankommt, schließen Sie es liebevoll in Ihre Arme. Zeigen Sie, daß Sie sich über den Mut freuen. Da ist schon ein Lob fällig. Vergrößern Sie die Entfernung, aber vorerst nicht über drei Meter hinaus. Das ist für das Kleine schon eine lange Strecke und eine stolze Leistung.

Fangen. Sind zwei Kinder dabei, soll eins zum anderen schwimmen. Werden sie schon sicherer, darf sich das Ziel auch bewegen. Und schon wird ein Fangspiel daraus.

Erste Ziele. Ein Ball wird ein kleines Stück entfernt aufs Wasser geworfen. Das Kind darf ihn holen. Man kann dort auch ein Schiff fahren lassen oder eine Badepuppe paddeln . . .

Treibjagd. Der Ball liegt vor dem Kind. Es kann ihn vor sich hertreiben. Hat es Schwimmflügel an, bekommt es ja auch dann genügend Vortrieb, wenn es nur mit den Beinen strampelt, da kann es den Ball sogar mit den Händen schieben. So wird es auch hinter seinem quittegelben Schwimmentchen oder hinter dem aufgeblasenen Delphin herjagen.

Ballonfreude. Ein Luftballon ist im Spiel. Im Vergleich zum Ball hat er für das Kind den Vorteil, daß er praktisch auf dem Wasser liegt und nicht – wie der Ball – etwas eingetaucht ist. Es schubst den Ballon von sich weg, schwimmt ihm nach, wirft ihn Ihnen zu . . .

Seewind. Wieder tanzt ein Luftballon auf dem Wasser. Sagen Sie Ihrem Kind: «Ich bin der Wind!» Blasen Sie den Ballon weg. Blasen Sie mit dicken Backen, dann macht das Nachahmen mehr Spaß.

Seestern. Sind wenigstens drei Erwachsene mit je einem Kind im Becken, können sie einen schönen

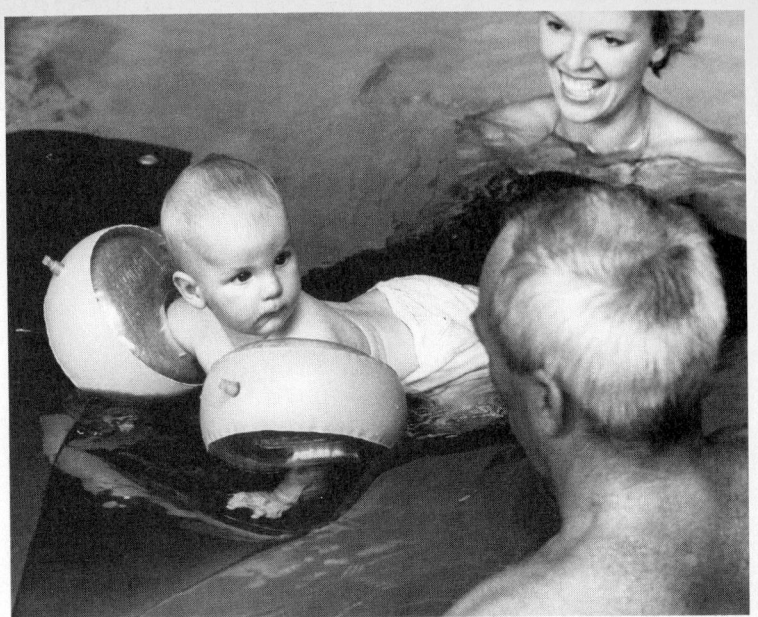

Eine Gummimatte ist Babys erstes Floß. Das Kleine staunt, aber es fürchtet sich nicht. Denn noch ist das Vertrauen in die Eltern grenzenlos.

Seestern bilden. Kinder und Erwachsene wechseln sich ab und bilden zusammen einen Kreis. Immer ein Erwachsener, ein Kind. Die Erwachsenen stehen im Wasser, die Kinder legen sich rücklings aufs Wasser, während sie ja an beiden Händen gehalten werden. Ein Seestern. Gehen die Erwachsenen langsam im Kreis, wird ein Wasser-Karussell daraus. Dabei geht es einmal rechtsherum, einmal linksherum, mal langsam, mal schnell.

Wasserbahn. Sie fassen Ihr Kind von hinten an den Hüften, schieben es vor sich her. Ob es auch einmal Lust hat, seine Badepuppe oder ein anderes Kind vor sich herzuschieben? Eine richtige Wasser-Eisenbahn entsteht, wenn daraus ein langer Kinderzug wird.

Brücke. Ein Reifen kommt ins Spiel. Halten Sie ihn senkrecht ein Stück ins Wasser, so weit, daß das Kind durch diese Brücke schwimmen kann.

«Seestern» und «Karussell»: erste Spiele mit anderen Kindern gemeinsam

47

Spritzvergnügen. Das Kind liegt auf dem Rücken und strampelt fröhlich mit den Beinen, daß es nur so spritzt. Wenn es sich eine Weile daran ergötzt hat, fragen Sie es: «Kannst du auch strampeln, ohne zu spritzen?» Es wird es versuchen. Ein erster Beinschlag?

Wasserschutz. Sie stehen etwa einen Meter von Ihrem Kind entfernt. Es darf Ihnen soviel Wasser ins Gesicht spritzen, wie es mag. Aber dann tauchen Sie – sozusagen zum Schutz – unter. Sie spritzen das Kind. Ob es Sie nachahmt und untertaucht? Loben Sie es, wenn es das wagt. Aber fordern Sie das Kind nicht dazu auf, bevor es nicht zumindest ein Jahr alt ist.

Floßfahrt. Eine Luftmatratze, ein «Brett» aus Styropor oder eine Gummimatte liegen auf dem Wasser. Schieben Sie «das Floß» zusammen mit dem Kind voran. Dann darf das Kind «aufsitzen» und Floß fahren! Wäre das nicht ein krönender Abschluß einer Schwimmstunde? Erschrecken Sie nicht, wenn Sie das Kind sofort wieder herunternehmen müssen, weil es sich allzu unbehaglich dort fühlt. Kinder brauchen zuweilen ein wenig Zeit, um sich an so einen schwankenden Untergrund zu gewöhnen. Versuchen Sie es ein anderesmal wieder.

Die schönsten Spiele mit dem Schwimmring

Auch der Schwimmring kann als Schwimmhilfe dienen. Haben Sie zwei- oder dreimal die Schwimmflügel eingesetzt, sollten Sie wieder einmal auf Spiele ohne Schwimmhilfe zurückgreifen. Denn das Kind soll sich nicht so an Schwimmflügel gewöhnen, daß es sich abhängig fühlt und sich später dann nur schwer von ihnen trennen kann, wenn es sie gar nicht mehr braucht. Hin und wieder machen Schwimmflügel Spaß, weil sie den Aktionsradius erweitern und so auch ein Ansporn fürs Schwimmenlernen sind.

Ebenso können Sie dann und wann einmal den Schwimmring als Attraktion mit ins Becken bringen. Auch er eröffnet neue Spielmöglichkeiten.

Setzen Sie das Kind zunächst so in den Ring, besser: Hängen Sie es so hinein, daß der Ring unter den Achselhöhlen hindurchläuft. Anfangs kann ein Kind da kaum allein das Gleichgewicht halten. Fassen Sie darum zuerst zumindest einen Oberarm des Kindes mit dem Ring zusammen, notfalls fassen Sie auch beide Oberarme mit dem Ring. Gehen Sie so mit dem Kind im Ring durchs Wasser spazieren, damit es sich an die Ringlage gewöhnen kann. Das Gleichgewicht zu halten gelingt frühestens im Alter von fünf, oft auch erst mit sieben Monaten. Also: Nicht überfordern! Kann es dann aber im Ring das Gleichgewicht halten, wird es quietschvergnügt durch das Becken paddeln. Und es wird Spaß an den neuen Spielen haben:

Wasserschaukel. Jagen Sie Ihr Kind im Ring! Strengen Sie sich scheinbar furchtbar an. Trotzdem stupsen Sie den Ring erst nach einer ganzen Weile an. Damit haben Sie das Kind wieder aus dem Gleichgewicht gebracht. Es wird sich abstrampeln, es wiederzuerlangen. Diese als Spiel verkleidete Übung erhöht die Wassersicherheit enorm, wenn sie häufiger wiederholt wird.

Bei der «Wasserschaukel» lernt das Kleine spielerisch, sein Gleichgewicht im Wasser zu halten

Puppenspiel. Legen Sie die Badepuppe vor den Ring. Das Kind wird angeregt, sein Püppchen zu sich in den Ring zu holen. Ein mutiger Balance-Akt! Wenn Ihr Kind den noch nicht wagt, setzen Sie ihm das Püppchen selbst in den Ring. Auch das zwingt das Kleine, nach einem neuen Gleichgewicht zu suchen.

Treibball. Schubsen Sie den Ball vor den Schwimmring. Das Kind soll Ihnen den Ball zutreiben. Gar nicht so einfach, über die hohe Ringmauer. Aber Sie werden staunen, mit wieviel Konzentration es das Kind immer wieder versucht.

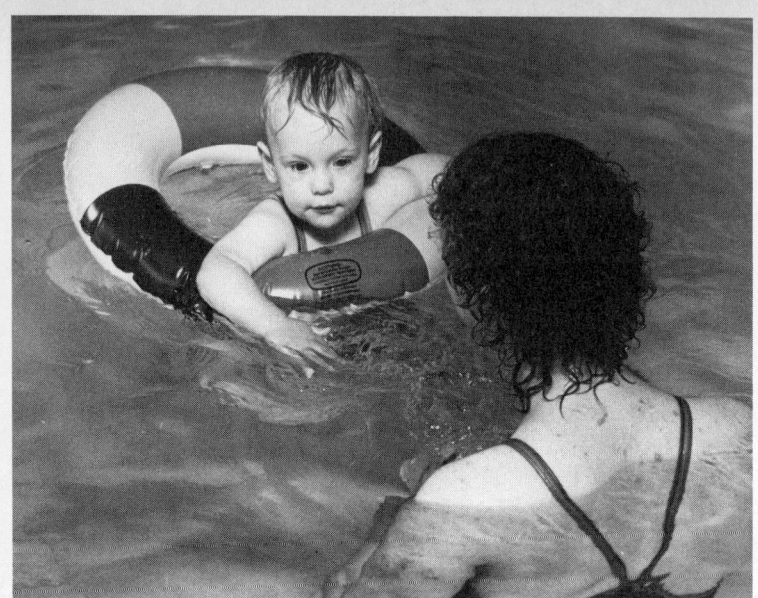

Im Schwimmring das
Gleichgewicht halten –
das ist gar nicht so
leicht, wie es aussieht.
Da muß anfangs stets
ein Erwachsener in der
Nähe sein.

Karussell. Wenn sich das Kind an der einen Seite
des Ringes festhält, fassen Sie die andere. Strek-
ken Sie die Arme. Drehen Sie sich nun langsam um
sich selbst. Ein wunderbares Wasserkarussell, das
sicher bald immer wieder «fahren» muß.

Ringtor. Der Ring wird zum Wasserball-Tor. Das
Kind treibt außerhalb des Ringes einen Ball vor
sich her. Entweder es ist bei diesem Spiel mit
Schwimmflügeln ausgestattet, oder Sie halten es
einmal wieder mit flacher Hand unter seinem
Brustkorb. Es soll versuchen, den Ball in den Ring
zu bugsieren. Klar, daß Sie ihm das erst einige
Male vormachen müssen.

Ringboot. Ein Spaß zum Ausruhen: Das Kind
setzt sich gemütlich in den Ring, Po im Wasser,
Beine über eine Ringseite gehängt, Schulter an die
andere gelehnt, ganz entspannt. Es paddelt wie in
einem Boot, nur mit den Händen, versteht sich.
Kann das Kind nachher ohne viel Hilfe über den
Ring ins Wasser rutschen?

Ringwechsel. Wenn zwei kleine Kinder im Wasser spielen: Eins hängt im Ring, das andere versucht, den Ring mit dem Kind vorwärtszuschieben. Abwechseln!

Auftrieb: Drücken Sie den Ring tief ins Wasser. Lassen Sie ihn los. Was passiert? Der Ring kommt sofort ganz schnell wieder an die Wasseroberfläche. Das ist die Wirkung des Auftriebs. Nun darf das Ihr Kind ausprobieren. Dasselbe können Sie auch machen, wenn das Kind im Ring sitzt oder hängt, allerdings nur dann, wenn ihm das Untertauchen schon Spaß macht. Wenn es mit Ring dann so schnell auftaucht, steigert das sein Tauchvergnügen.

Froschhüpfen. Das Kind hängt im Ring und versucht, sich selbst mit dem Ring etwas hinunterzudrücken. Das gibt nur ein leichtes Auf und Ab, das Sie Froschhüpfen nennen können.

Drehwurm. Das Kind hängt im Ring. Drehen Sie es um sich selbst wie einen Kreisel.

Natürlich können Sie diese Spiele nicht alle so hintereinander machen. Es sind alles nur Anregungen, von denen Sie immer nur diejenigen realisieren können, die sich in einer bestimmten Situation anbieten. Und: Es gibt sicher viele Möglichkeiten mehr. Lassen Sie Ihrer Phantasie freien Lauf. Und beobachten Sie Ihr Kind. Kinder entwickeln ja oft selbst eigene Spiele. Greifen Sie solche auf. Gehen Sie also immer von Ihrem Kind aus, nie von einem «Programm».

Spiele auf Tauchstation

Ehe Kinder von sich aus, also aus eigenem Antrieb, andere nachahmend tauchen, sind sie meist zwischen anderthalb bis zwei Jahren alt. Manche drängt es auch früher unter das Wasser, aber die meisten nicht. In diesem Alter also wird es meist erst interessant, das Untertauchen immer mal wieder vorzumachen, um das Kleine zu motivieren. Hat es Freude daran, bietet sich wieder eine neue Gruppe von Wasserspielen an. Wiederholen Sie dann zunächst das Prustespiel, das Ihr Kind vielleicht schon vom Spiel in der Badewanne kennt. Wiederholen Sie auch das Naßspritzen und kurze Wegtauchen, das bei den Spielen mit Schwimmflügeln beschrieben ist. Und so kann es weitergehen:

Augen auf! Das Kind steht im Wasser, das ihm höchstens bis zur Brust reicht. Tief Luft holen, kurz untertauchen. Dann tauchen Sie beide ab und schauen sich an. Falls das Kind dauerhaft Probleme mit dem Öffnen der Augen hat, könnte das an den Wasserzusätzen liegen. Dann sollten Sie ihm eine Taucherbrille gönnen. Kinder finden sie riesig!

Kitzelspaß. Das Kind trägt Schwimmanschetten oder hängt im Ring. Schwimmen Sie um es herum, tauchen Sie unter und kitzeln Sie es am Bauch. Tauchen Sie auf. Animieren Sie das Kind, nun Sie zu kitzeln.

Autobergen. Auf einer Stufe der Einstiegsleiter steht, wenige Zentimeter unter Wasser, ein Modellauto. Das Kind soll es holen. Dann stellen Sie es eine Sprosse tiefer, dann wieder eine Sprosse tiefer... bis das Kind, wenn es das Auto bergen will, ganz untertauchen muß.

Sprossenleiter. Sie liegen bäuchlings auf dem Wasser und fassen mit den Händen – Arme ausgestreckt – die oberste Sprosse der Leiter an. Sie lassen los und fassen die nächstuntere, dann wieder die nächste... bis Sie mit dem Körper ganz unter Wasser sind. Der Kopf bleibt zwischen den Armen. Mag Ihr Kind Ihnen das nachtun? Wenn das gar keine Schwierigkeiten mehr macht, kann man das Raufklettern gleich anschließen.

«Reifensuche» für Beherzte: Kann das Kleine schon untertauchen?

Reifen-Suche. Sie halten den Reifen ganz unter Wasser. «Wo ist der Reifen?» könnten Sie Ihr Kind fragen. Wenn es ihn sucht, muß es wieder unter-

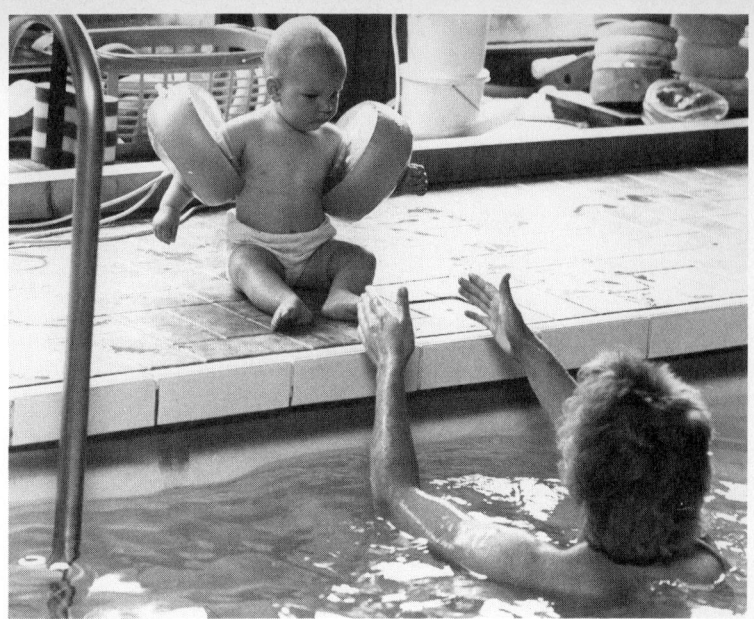

tauchen. Kann es unter Wasser durch den Ring schwimmen, wenn es Schwimmflügel angelegt hat? Sie können den Ring aber auch so über das Kind ziehen, als schwämme es selbst durch.

«Komm zur Mutti planschen!» Ob diese Aufforderung reicht, den mutigen Entschluß zu fassen, sich ins Wasser gleiten zu lassen, vom Beckenrand ins Wasser zu rutschen?

Tiefseetauchen. Nun gilt es, vom Beckenboden ein Spielzeug hochzuholen, das sinkt, etwa ein größeres Holzauto, das mit einem Stein beladen ist.

Durch den Tunnel. Sie stehen mit gegrätschten Beinen auf dem Beckenboden. Das Kind soll da hindurchschwimmen.

Wasserpurzel. Kann Ihr Kind auf der Wiese einen Purzelbaum schlagen? Wenn ja: Ob es das mit Ihrer Hilfe auch im Wasser einmal probiert?

53

Mutige erste Springspiele

Haben die Kinder die erste Scheu vor dem Sprung ins kalte Wasser verloren, wird das oft zu ihrer Lieblingsbeschäftigung im Schwimmbad. Der Anfang könnte so aussehen:

Kleiner Springer. Man beginnt am besten an der Sprossenleiter. Das Wasser reicht dem Kind bis zu seinen Knien. Sie fassen das Kind mit beiden Händen an. Es soll ins Wasser hüpfen. Lassen Sie es dabei ein wenig untertauchen. Steigt das Kind dann immer höher auf der Sprossenleiter und springt, könnte es das schließlich auch vom Beckenrand wagen.

Schwimminsel. Oft gehen die Treppen schräg ins Wasser. Ein ungeschickter Anfänger könnte dadurch beim Sprung auf die unteren Stufen aufschlagen. Bei derartigen Treppen könnten Sie die Übung, wenn das Kind mit den Füßen über dem Wasserspiegel steht, auf eine Schwimminsel verlegen. Schwimmschulen haben meist so eine Insel. Öffentliche Bäder besitzen sie manchmal nicht. Notfalls reicht auch eine Luftmatratze, wenn sie im Becken schwimmen darf.

«Gleitflug» für Zaghafte: Ihr Kind springt in Ihre Arme

Gleitflug. Das Kind – es sollte wohl schon 18 Monate alt sein – steht am Beckenrand. Sie reichen ihm beide Hände und ziehen es zum Startsprung ins Wasser. Kann das Kind das schon recht gut, beginnen Sie, es früher loszulassen. Dann springt es frei in Ihre Arme. Und zuletzt stehen Sie überhaupt nur noch zur Sicherheit im Wasser.

Kniefall. Das Kind kniet am Beckenrand. Es streckt die Arme hoch, hält den Kopf zwischen den Armen, neigt sich nach vorn, läßt sich ins Wasser fallen.

Paarsprung. Springen Sie Hand in Hand mit dem Kind vom Beckenrand aus ins Wasser.

Zwischenstation. Hat das Kind beim Sprung vom Beckenrand Schwierigkeiten, können Sie eine

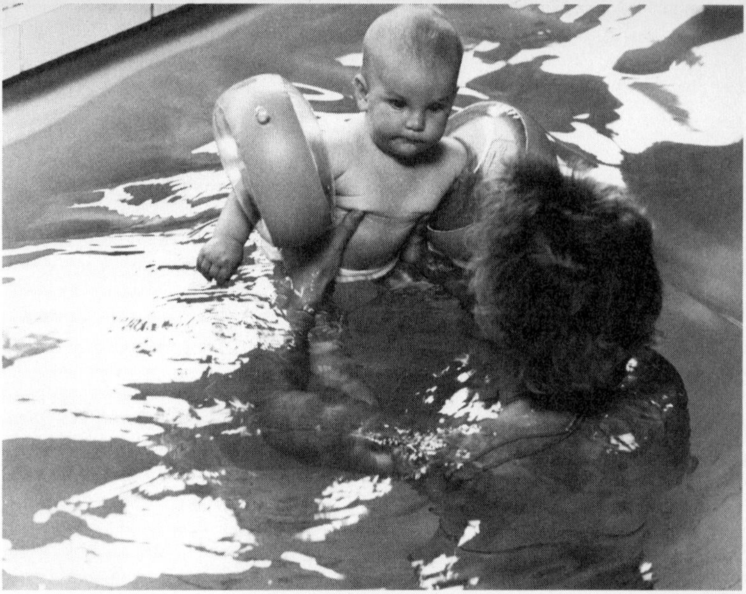

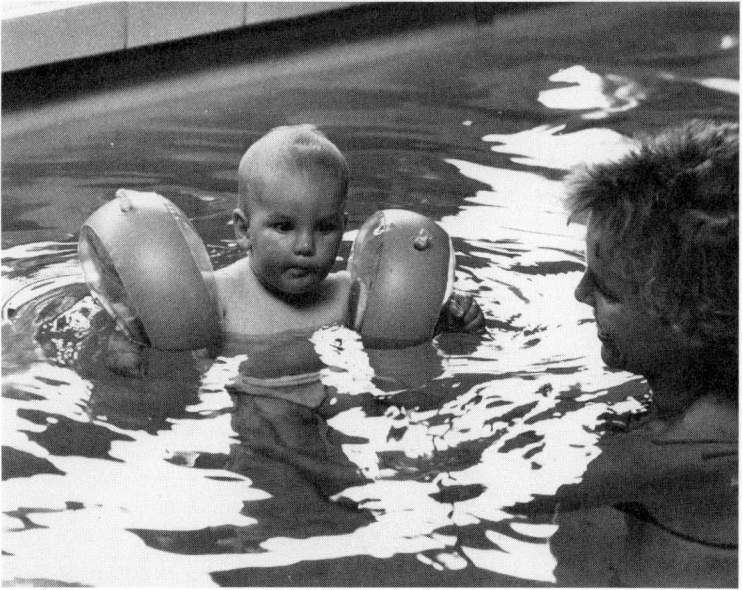

Sichere Landung in Muttis Händen. Und nun geht es mit voller Konzentration allein weiter!

Zwischenstation einrichten, die den Sprung in die Tiefe verkürzt: eine Luftmatratze etwa. Das geht natürlich nur beim Fußsprung. Statt Luftmatratze eignet sich als Zwischenstation auch ein Baby-planschbecken aus Kunststoff.

Delphinsprung. Sie halten den Reifen so vor Ihren mutigen Springer, daß er durch ihn hindurch einen Startsprung machen kann.

«Doppelstart» für besonders Mutige: Zwei Kinder springen gleichzeitig vom Startblock

Startsprung. Das Kind versucht den Sprung vom etwas höheren Startblock aus.

Doppelstart. Zwei Kinder dürfen gleichzeitig je von einem Startblock springen. Können sie nach dem Sprung noch ein paar Schwimmzüge unter Wasser machen (Schwimmflügel)? Wenn ja, wer taucht weiter entfernt vom Beckenrand auf?

Wippe. Die Kinder dürfen (es sollten dabei mehrere sein) zunächst alle nacheinander auf dem Einmeterbrett wippen. Im Sitzen, im Stehen. Sie sollen noch nicht springen, sondern sich zunächst an den schwankenden Untergrund gewöhnen. Wenn das eine Weile probiert ist: Wer traut sich, vom Brett ins Wasser zu springen? Aber: Niemanden überreden. Wer nicht mag, darf vom Beckenrand springen und bekommt ebensoviel Lob. Apropos Lob: Jedes Springen erfordert zuerst sehr viel Mut. Darum: Nicht zu große Schritte machen! Und: Ob Fortschritt oder nicht: Jeder Sprung ist eine tolle Leistung, die Lob verdient!

Wenn ein Kind alle diese Springspiele so lange gemacht hat, bis es ganz sicher ist, werden Sie Mühe haben, es mit anderen Spielen im Becken zu halten.

Wo Kleinkinder sonst noch gern im Wasser spielen

Wenn es das Wetter zuläßt, außerhalb der Schwimmhalle im Freien im Wasser zu spielen, gibt es noch ganz besondere Spiele:

Balkonbecken. Ein einfaches Planschbecken wird auf den Balkon gestellt. Noch schöner ist es natürlich, wenn Sie einen Garten haben und das Becken auf die Wiese stellen können. Das Kind kann planschen. Stellen Sie aber eine Kindergießkanne bereit. Wenn das Kind noch gern Wasser einfüllt und ausgießt, kann es nach dem Planschvergnügen die Gießkanne füllen und Blumen gießen.

Babyschwimmen ohne Kurs

Gruppen-Planschen. Für Gruppen sind die üblichen Planschbecken viel zu klein. Haben Sie einen größeren Raum im Garten frei, so bietet es sich an, ein Riesen-Planschbecken zu bauen. Das ist ganz einfach: Sie kaufen in einem Gartengeschäft ein großes Stück Teichfolie. Es kann um etwa zwei Meter größer sein als der Ihnen zur Verfügung stehende Platz. Sie umbauen die Fläche mit Bierkisten oder ähnlichem oder schichten lose Mauersteine auf. Legen Sie die Folie über dies «Mauerwerk». Beulen Sie sie so nach innen, daß sich die Beckenwände gut markieren. Ziehen Sie die Folie über die «Mauer» und legen Sie die Enden darunter, so daß es hält. Nun muß nur noch Wasser rein. Am besten mit dem Schlauch! Klar, daß das die Attraktion der ganzen Nachbarschaft wird. Vielleicht können Sie die Sache auch mit Nachbarn gemeinsam in die Hand nehmen.

Wasserrutsche. Eine herrliche Wasserrutsche entsteht so: Eine Bahn Teichfolie aus dem Gartengeschäft wird auf einen Hang gelegt. Vorher alle Steine unter der Bahn wegsammeln. Auch auf Wurzeln achten! Dann wird die Folie eingeseift, am besten mit Kernseife. Danach wird Wasser darüber gespritzt oder gegossen (eimerweise natürlich). Kaum zu glauben, was das für ein sommerliches Rutschvergnügen ist! Man muß allerdings ab und zu wieder Wasser drübergießen.

Regenbogen. Natürlich macht es auch Laune, sich bei warmem Wetter gegenseitig mit dem Schlauch zu bespritzen. Achtung, vielleicht er-

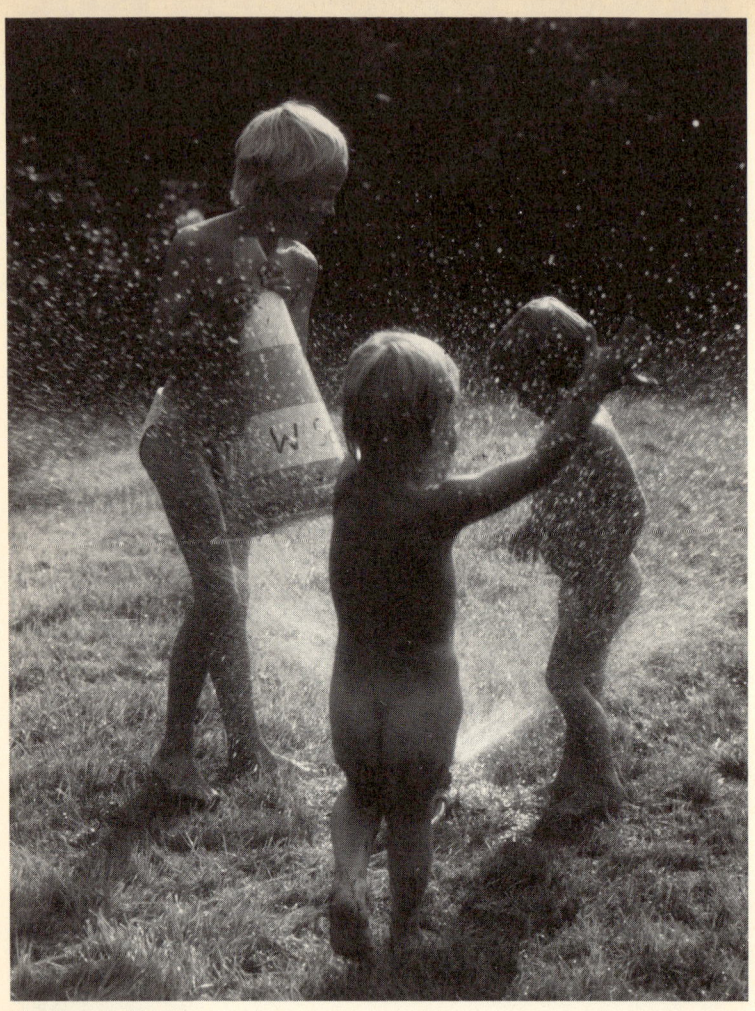

Größere wie kleinere Kinder vergnügen sich bei Sommerhitze gern mit dem Wasserstrahl aus dem Gartenschlauch. Durch den Strahl rennen, hüpfen, die spritzenden Tropfen zu fangen versuchen ...

scheint da plötzlich ein selbsterzeugter Regenbogen? Nicht versäumen, das Kind auf die herrlichen Farbspiele aufmerksam zu machen!

Stranderkundung. Am Ufer eines Sees oder am Strand sind die Badefreuden auch für die Kleinsten unermeßlich. Nehmen Sie das Gestade aber zuerst einmal genau in Augenschein! Keine Quallen? Keine Scherben? Sonst drohen Unfallgefahren. Und: Auch wenn das Kind nur im Sand spielt: Aufsicht ist leider ununterbrochen nötig. Das Kind kann dort nur so lange spielen, wie Sie da sind und sich nicht mit dem Strandkorbnachbarn in ein Gespräch oder allein in ein Buch vertiefen.

Für Babys und Kleinkinder, die nie aufhören möchten:

Da ist der Udo * pitschenaß.
Das Spiel im Wasser macht ihm Spaß.
Er strampelt
und hampelt
und macht nicht gerne Schluß.
Nur wenn er dringend ausruhn muß.
Das muß er jetzt, er schläft bald ein.
Das nächste Mal wird's auch schön sein!

Babyschwimmen im Kurs

Beim Babyschwimmen ist es wie in allen Bereichen: Es gibt gute Kurse und es gibt schlechte. Und ein schlechter verdirbt mehr als er nützt.

Wollen Sie also am Babyschwimmen teilnehmen, sollten Sie schon vorher wissen, daß es ein guter Kurs ist, den Sie gewählt haben.

Ein guter Kursleiter oder eine gute Kursleiterin ist da natürlich schon nötig. Aber das allein reicht nicht. Am wichtigsten ist die Atmosphäre, in der das Ganze stattfindet. Und die prägt nicht der Kursleiter allein, sondern die bestimmen auch die Teilnehmer am Kurs mit.

Schnuppern Sie darum die Atmosphäre in einer Probestunde!

* Für «Udo» den Namen des eigenen Kindes einsetzen.

Kurse, die Sie meiden sollten

Extrem schlecht wäre eine Atmosphäre, die aus dieser Eltern-Haltung erwächst:

Wenn ich zehn Stunden bezahlt habe, will ich, daß mein Kind auch an allen zehn Stunden teilnimmt. Wir haben schließlich nichts zu verschenken! Das Kind hat keine Lust? Interessiert nicht. Im Leben hat man zu allerhand keine Lust, was man dann doch tun muß. Es ist gut, wenn das der Mensch so früh wie möglich lernt. Was, das Kind kriegt Zähne, hat Bauchkrämpfe oder sonst ein Wehwehchen? Egal. Es muß ja ohnehin lernen, sich zusammenzureißen.

Ich mache den Kurs, weil ich will, daß mein Kind am Ende ohne Schwimmhilfe allein durchs Becken paddeln kann. Und: Runter mit dem Kopf! Tauchen gehört zum Programm. Du traust dich nicht zu springen? Angsthase! Guck doch, die anderen trauen sich alle! Augen zu – und rein!

Toll, was das Baby alles kann. Vielleicht mit zwei den «Freischwimmer»?

Wenn das – auch abgeschwächt – die Meinung der Mehrheit der Eltern zu sein scheint, dann lassen Sie das lieber mit dem Kurs. Fangen Sie dann besser etwas später und für sich allein oder mit Freunden und ihren Kindern an. Da haben Sie wesentlich mehr Chancen, daß Sie dem Kind den Wasserspaß nicht ein für allemal verderben.

Kurse, die Sie wählen sollten

Optimal wäre eine Atmosphäre, die aus etwa dieser Eltern-Haltung erwächst:

Ich habe für einen Kurs bezahlt, der Freude machen soll. Das Kind muß hier überhaupt nichts, schon gar nicht sich zusammenreißen, wenn es krank ist! Lieber keine Stunde als eine Stunde des Schreckens. Und: Wichtig ist überhaupt nicht, was das Kind in diesen Stunden lernt, außer daß das Spielen im Wasser ein Riesenspaß ist. Dann wird es nämlich auch nach dem Kurs gern und freiwillig ins Schwimmbad gehen, wenn ich – nachdem mich der Kursleiter so prächtig angeleitet hat – dann allein mit dem Kind weitermache. Das Kind hat schließlich noch sehr viel Zeit, alles zu lernen. Nur nichts nach Stundenplan!

So gelassen sehen das Eltern natürlich nicht immer, wenn ein Zehnstundenkurs 220,– Mark kostet. Und die meisten wurmt es schon, wenn alle Kinder tauchen und springen, nur das eigene nicht. Man möchte eben doch auch immer so ein bißchen stolz sein können auf sein Kind. Das ist schon verständlich.

Wie also wäre ein Kurs einzurichten, in dem möglichst viele Eltern zu der für das Kind wichtigen Gelassenheit finden? Wenn der Kursleiter oder die Kursleiterin das immer wieder predigt – das nützt gar nichts. Der Kurs selbst muß anders strukturiert sein, als es die allermeisten sind. Er darf nicht stur aus einem Zehnstundenprogramm bestehen, bei dem eben niemand etwas versäumen möchte.

Wir fanden in Hamburg ein ganz ausgezeichnetes Modell in der Hansa-Schwimmschule. Gesine Quiel, Bewegungstherapeutin, und ihr Mann Lutz-Ulrich, Sportpädagoge, die Inhaber, haben ihre Kurse seit 1985 völlig neu konzipiert. Ihr Ausgangspunkt war: «Wir müssen raus aus dem Erfolgszwang für Eltern und auch für uns. Nur so kommen wir raus aus dem Zwang für Kinder.»

Eine Schwimmschule, die Schule machen sollte

In der Hansa-Schwimmschule in Hamburg gibt es seit 1985 keinen Zehnstundenkurs mehr. Alle, die heute dort zum Babyschwimmen kommen wollen, dürfen einmal zur Probe kommen. Dann entscheiden sie sich. Wollen sie weitermachen, treten sie dem Verein bei. Das kostet 40,– Mark Beitrag im Monat. Und sie müssen dann zumindest ein Jahr dabeibleiben. Nur so kann der Monatsbeitrag

In dieser Schwimmschule kommen sich nicht nur die Kleinen, sondern auch ihre Eltern untereinander näher

nämlich gehalten werden. Und dafür dürfen sie dann natürlich auch das ganze Jahr kommen. Paßt ihnen plötzlich die Zeit eines Kurses nicht mehr, wechseln sie in einen anderen über. Das macht kaum Probleme, denn mit dem Aufbau des neuen Systems haben die Quiels heute zwölf Kurse pro Woche, während sie vorher kaum drei zusammenkriegten. Und jeden Monat fängt ein neuer an.

Fehlt ein Kind so lange, daß es sich in seinem «alten» Kurs nicht mehr wohl fühlt, weil alle anderen schon vieles machen, was es noch nicht machen möchte, dann wechselt es in einen Kurs, der später angefangen hat und in dem es sich wieder wohl fühlen kann.

Ein großer Vorteil ist außerdem: In einer so langen Zeit kommen sich auch die Eltern untereinander näher. Freundschaften entstehen zwischen den Eltern und ganz langsam auch zwischen den Kindern.

«Viele sind nach dem Kurs oft noch fast eine Stunde zusammen», erzählt Lutz-Ulrich Quiel. «Jedesmal bringt einer Kaffee in der Thermoskanne mit und reihum jeder mal Kuchen. Und dann klönen sie, und die Kinder spielen noch im Ankleideraum miteinander.»

Da können auch Erziehungsprobleme besprochen werden oder Partnerprobleme. Und so ist aus einer einstmals als Schwimmkurs konzipierten Gruppe etwas ganze Neues geworden, was nicht nur Kindern, sondern auch Eltern guttut.

Leistungsdruck kommt da auch seltener auf. Ein Jahr ist ganz schön lang, und da treibt dann niemand sein Kind mit Bauchgrimmen ins Wasser. Und weil sich die Eltern besser kennen, tritt auch das Konkurrenzdenken in den Hintergrund.

«Die Eltern selbst lernen hier, ganz anders mit ihren Kindern und mit sich selbst umzugehen», sagt Lutz-Ulrich Quiel. «Es ist oft toll, das über Monate zu verfolgen. Wer zuerst ganz ängstlich war, lernt, seinem Kind mehr zuzutrauen. Wer erst gar nicht schmusen mochte, kann sehen, wie schön es andere empfinden, ihre Kinder in unseren

Schmusepausen zwischen den Spielen an sich zu drücken, zu streicheln...»

Klar, daß auch die Begabungsförderung, oberstes Ziel gerade der ersten Stunde des Babyschwimmens, viel erfolgreicher sein kann, wenn sie über eine so viel längere Zeit erfolgt. Und Gesine Quiel fügt noch einen zunächst überraschenden Gedanken hinzu:

«Wenn wir die Kinder so lange beobachten, bemerken wir auch kleinste Anormalitäten, die sonst gar nicht auffallen würden. Wir arbeiten dann mit einer Krankengymnastin zusammen. Und so sind wir auch noch zu einem Ort der Früherkennung geworden. Wir kennen heute schon viele Eltern, die uns auch gerade dafür dankbar sind, weil bei ihren Kindern auf diese Weise ein Schaden so früh behoben werden konnte, der später vielleicht nie mehr ganz hätte beseitigt werden können.»

Aber das Beeindruckende in den Kursen bleibt trotz aller anderen wichtigen Vorteile: Es geht eine Harmonie und eine Freude von ihnen aus, eine gelöste, lockere, heitere Atmosphäre, die man sonst wohl nur selten finden kann. Da sind die Eltern, die hier in fröhlicher Runde selbst auch Entspannung finden, und Menschen, mit denen sie auch über ihre Freuden und Sorgen mit den Kindern sprechen können. Da sind die Kinder, von denen man kaum irgendwo sonst eine Gruppe so glücklicher zusammen sehen kann. Und da sind die Kursleiter, die gar nicht anders können, als Freude und Zufriedenheit empfinden, wenn sie sehen, was ihre Arbeit bewirkt.

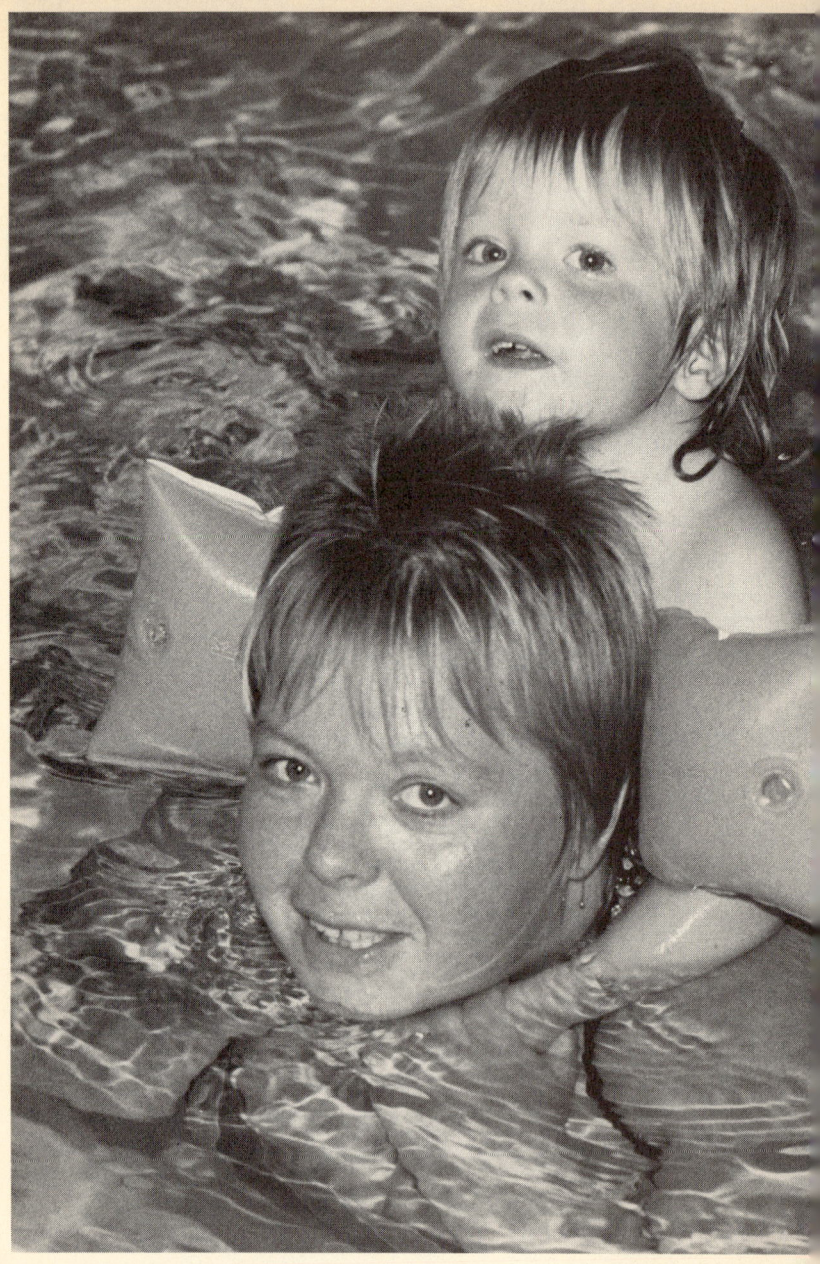

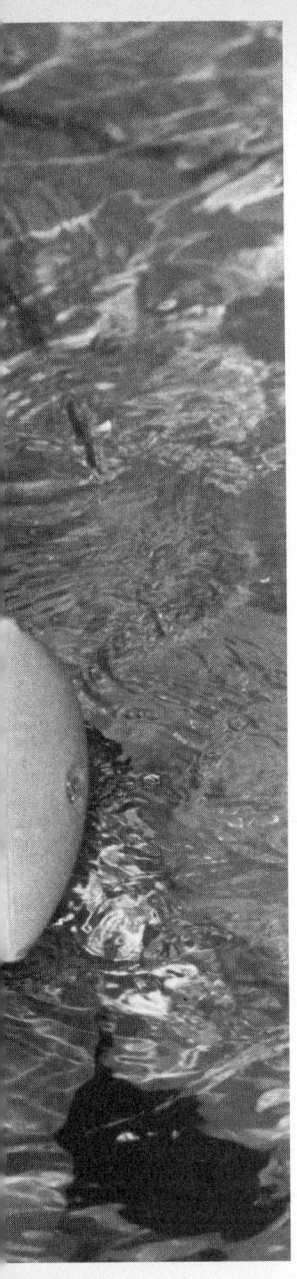

Kapitel 2

Wasserspaß
von
zwei bis vier

Einfach nur fröhlich sein

Entdecken Sie erst jetzt den Wasserspaß mit Ihrem Kind, so sollten Sie getrost zunächst mit den «Babyspielen» beginnen. Ihr Kind wird an ihnen ebenfalls viel Freude haben. Denn sie sind so aneinandergereiht, daß der kleine Anfänger zunehmend vertrauter wird mit dem nassen Element.

Und: Auch wenn Sie solche «Babyspiele» schon oft gemacht haben mit ihrem Kind, es wird selbst immer mal wieder auf einige von ihnen zurückgreifen wollen, die ihm besonders gefallen haben. Das ist durchaus normal und gut.

Die folgenden Spiele sollen das Repertoire ja nicht ersetzen, sondern vergrößern.

Spiele im knöchel- bis hüfthohen Wasser

Auch im flachen, nur knöcheltiefen Wasser muß sich der Mensch anders als an Land bewegen. Hier weichen fast alle dem Wasserwiderstand aus, indem sie die Füße aus dem Wasser heben.

Beobachten Sie Ihr Kind! Sicher tut es das auch. Im Spiel soll es darum unterschiedliche Bewegungsformen einüben.

Tierparade. Es gibt viele Tiere, die im oder am Wasser leben. Sicher haben Sie hin und wieder Gelegenheit, einige von ihnen gemeinsam mit Ihrem Kind zu beobachten, zumindest im Zoo. Das Kind kann jetzt einmal ihre Bewegungen nachahmen. Wie geht ein Storch? (Knie bis zum Kinn anziehen). Wer kann wie ein Frosch hüpfen im knöcheltiefen Wasser? Krabbelnde Krebse laufen auch rückwärts. Wer spielt eine Muschel in der Schale? (Sich ganz rund machen, Kopf an die Füße).

Im hüfthohen Wasser sind alle Kinder Enten. Alle singen:

«Alle meine Entchen
schwimmen auf dem See,
schwimmen auf dem See,

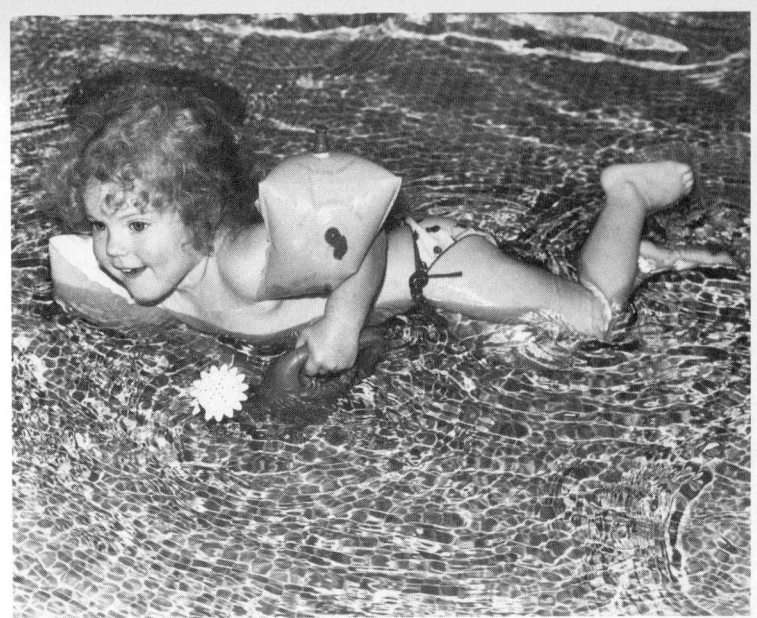

Sich im Planschbecken aalen! Tiere nachahmen, vielleicht ein Krokodil, das sich heimlich seinem «Opfer» nähert? Ein Heidenspaß.

Köpfchen in das Wasser,
Beinchen in die Höh».

Zumindest ein Bein aus dem Wasser bringen.

Im hüfthohen Wasser sind alle Kinder Frösche. Sie singen:

«Heut ist ein Fest bei den Fröschen am See,
Ball und Konzert und ein großes Diner.
Quaak, quaak, quaak, quaak!»

Beim Quaken hüpfen alle im Wasser herum.

Wassertanz. Sanfte Musik aus dem Kassettenrecorder. Bitte nicht so laut, daß es den Strandnachbarn stört. Jeder darf im Wasser im Rhythmus tanzen.

Hubschrauber. Im hüfthohen Wasser hocken die Kinder so weit hinunter, daß ihnen das Wasser bis zur Schulter reicht. Die Arme strecken sie seitwärts aus. Mit den Unterarmen beginnen sie – zu-

Mit ein bißchen Kraft kann man «Hubschrauber» und «Schubkarre» spielen

67

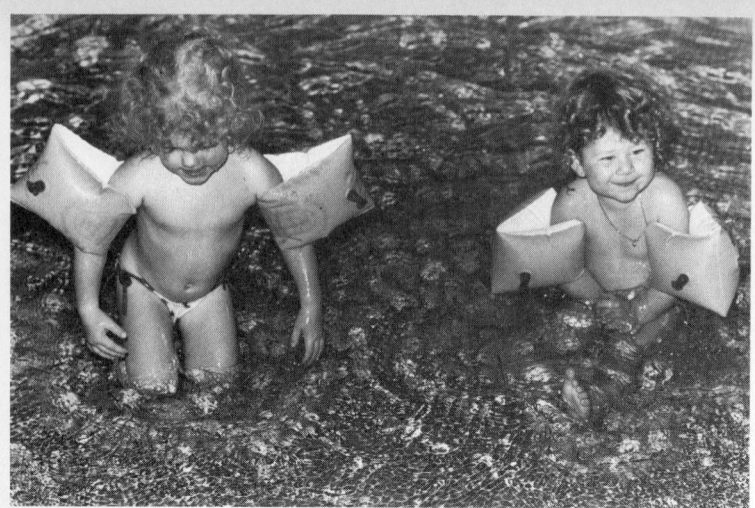

Ein Kinderballett im flachen Wasser. Manche sind gleich begeistert dabei. Andere brauchen ein bißchen Zeit, um in rhythmischen Bewegungen aus sich herauszukommen.

erst ganz langsam, dann schneller und schneller eine Propellerbewegung zu machen. Sie können versuchen, anfangs ein Bein, dann vielleicht sogar beide Beine vom Boden zu lösen. Wer das fertigbringt, kann sogar leicht vorankommen.

Schubkarre. Das Spiel kennen die meisten Kinder vom Land her. Das Wasser ist etwa kniehoch. Die Kinder stützen sich auf die Hände. Die Schulter sollte dabei knapp über dem Wasserspiegel liegen. Ein Erwachsener faßt beide Füße etwa am Knöchel und schiebt die «Schubkarre» durch das Wasser. Auf Ankündigung läßt er ein Bein los, dann beide. Bleiben die Beine einen Augenblick gerade an der Oberfläche?

Im Schwimmbad können Sie das so abwandeln: Die Kinder gehen mit den Händen die Sprossenleiter hoch und strecken dabei ihren Körper nach hinten, so daß sie – wenn Sie Ihre «Schubkarre» loslassen, zumindest kurz auf dem Wasser liegen bleiben, schweben.

Wasser-Fußball. Werfen Sie einen Ball aufs etwa knöcheltiefe Wasser. Jetzt wird Fußball gespielt! Das wird eine herrliche Spritz-Orgie! Jeder be-

kommt da mal einen Schwall Wasser ins Gesicht. Einfach nur fröhlich sein
Insofern ist selbst das auch noch eine Art Tauch-
Vorübung.

Balljagd. Werfen Sie einen Ball aufs hüfthohe
Wasser. Die Kinder sollen ihn zurückholen. Wer
erwischt ihn? Das können die Wasserratten zu Fuß
versuchen. Oder sie tragen Schwimmflügel und
probieren das schwimmend.

Ballhopser. Ein Kind steht mit gegrätschten Bei- *Mit dem Ball läßt sich*
nen im hüfthohen Wasser. Ein zweites schiebt den *werfen, jagen und*
Ball von hinten durch diese Grätsche, so daß der *hopsen*
Ball vor dem stehenden Kind wieder auftaucht.
Sind mehrere Kinder mit von der Partie, können
sie einen Mannschafts-Kampf draus machen: Zwei
Reihen werden aufgestellt. Das letzte Kind gibt
den Ball durch die Grätsche seines Vordermannes
weiter... so wandert der Ball nach vorn. Welche
Reihe hat der Ball schneller durchlaufen?

Wirbelsturm. Alle spielen Sturm. Dabei blasen sie
Wellen ins Wasser. Wenn man senkrecht auf das
Wasser pustet, gibt es ein Wasserloch.

Pusteball. Ein kleiner Kreis wird gebildet. Ein
Kind bekommt einen Tischtennisball. Den bläst es
möglichst kräftig in Richtung zu einem anderen
Mitspieler. Erreicht der Ball den Angepeilten
nicht, geht das Kind seinem Ball nach und darf sein
Glück vom neuen Standort aus noch mal versuchen. Jeder hat beliebig viele Versuche. Danach ist
das Kind dran, das den Ball bekam.

Untertauchen. Im hüfttiefen Wasser jagt ein Mitspieler die anderen. Dabei soll er laufen wie alle
anderen auch. Man kann das natürlich auch im
brust- oder schultertiefen Wasser spielen. Dann
wird mit Schwimmflügeln oder mit dem Schwimmgürtel geschwommen. Wird jemand abgeschlagen,
wird der zum Jäger. Aber: Wer vorher abtaucht,
kann nicht abgeschlagen werden.

Perlenfischer. Auf dem Boden des hüfttiefen Wassers wird ein Säckchen Murmeln ausgeschüttet.

Alle dürfen nach ihnen tauchen. Im Spiel stellen die Kugeln natürlich wertvolle Perlen dar. Da lohnt die Mühe schon! Wer sammelt die meisten ein?

Paddelboot. Ein Kind liegt bäuchlings auf einer Luftmatratze, die im hüfthohen Wasser schwimmt. Es paddelt mit beiden Händen voran. Sind mehrere Luftmatratzen da, kann auch ein Paddler-Rennen stattfinden.

Angelspiel. Das Kind sitzt auf einer Luftmatratze. Es versucht, mit seiner «Angel» «Fische» zu fangen. Der «Angel» wurde statt Angelhaken eine leere, glatt aufgeschnittene Konservendose angebunden. In ihr sollen die «Fische» geangelt werden. Das sind Plastikfische, gefaltete Papierfische oder auch nur zu Fischen erklärte kleine Zweige. Entweder wird jeder geangelte Fisch gleich aus der Dose genommen, oder man zählt die Fische erst nach der Angelzeit. Bei der letzten Version besteht natürlich stets die Gefahr, daß ein schon einmal geangelter Fisch wieder aus der Büchse kommt. Es wird eine bestimmte Zeit vereinbart, in der jeder fischen darf. Wer hat in dieser Zeit dann die meisten Fische geangelt? Der ist Angelmeister!

Mit der Luftmatratze wird Ihr Kind zum «Paddler» oder zum «Perlenfischer»

Spiele im hüft- bis schultertiefen Wasser

Im tieferen Wasser können Kinder den Auftrieb besser spüren. Wer möchte, darf Schwimmflügel oder -gürtel anlegen.

Seeschlange. Die Seeschlange besteht aus einer möglichst langen Kinderreihe, die von einem Erwachsenen (Kopf) angeführt wird. Er zieht den «Schlangenkörper» durch das hüft- bis brusthohe Wasser. Dann duckt er sich und taucht unter den Armen des letzten Paares her. Auch dabei folgen ihm alle, bis sich die Schlange in den Schwanz beißt. Dann faßt das letzte Kind den Anführer an. Ein Kreis ist entstanden.

Ringelreihen. Für den Kreis bieten sich eine Menge Spiellieder an, die alle kennen und die alle gemeinsam singen können, etwa:

Einfach nur fröhlich sein

> «Ringel, Ringel, Reihe!
> Wir sind der Kinder dreie.
> Sitzen unterm Holderbusch,
> machen alle ‹husch-husch-husch›!»

(Bei «Husch-husch-husch!» tauchen alle Kinder unter Wasser.) Oder
zur selben Melodie:

> «Ringel, ringel, Rosen,
> Schöne Aprikosen,
> Veilchen und Vergißmeinnicht,
> alle Kinder setzen sich!»

(Bei «alle Kinder setzen sich» geht es unter Wasser.)

> «Bi-Ba-Butzemann.
> Es tanzt ein Bi-Ba-Butzemann
> in unserem Kreis herum, dideldum!
> Er rüttelt sich,
> er schüttelt sich,
> er wirft sein Säckchen hinter sich.
> Es tanzt ein Bi-Ba-Butzemann
> in unserem Haus herum!»

Altbekannte Spiellieder machen auch im Wasser Spaß

Der Butzemann läuft im Wasser um einen Kreis herum. Dann legt er hinter einem Mitspieler im Kreis sein Säckchen nieder – das kann natürlich auch irgendein anderer Gegenstand sein, auf den man sich aber vorher geeinigt haben muß. Wer bemerkt, daß die Sache hinter ihm liegt, holt sie sofort aus dem Wasser. Hat er das nicht gemerkt oder jedenfalls die Sache nicht mehr herausgeholt, bevor der Butzemann noch mal um den Kreis gelaufen ist, muß der Unaufmerksame der Butzemann der nächsten Runde sein.

Goldene Brücke. Auch die «goldene Brücke» eignet sich gut für eine Wasserspiel-Variante:

«Ziehe durch, ziehe durch,
durch die goldene Brücke.
Sie ist entzwei, sie ist entzwei,
wir wollen sie wieder flicken.
Der erste kommt, der zweite kommt,
der dritte muß gefangen sein.»

Im brusthohen Wasser bilden die Kinder, die sich frontal gegenüberstehen, mit ihren Armen eine Brücke, und zwar so, daß ihre Arme auf dem Wasser liegen. Wenn nun die folgenden Paare unter der Brücke durchziehen wollen, müssen sie also ganz untertauchen. Das dritte Paar wird festgehalten. Es taucht auf und stellt sich hinter dem ersten «Brückenpfeiler» auf. So wird das Tauchen schon schwieriger. Die Brücke sollte für Kinder dieses Alters nicht mehr als drei «Pfeiler» haben. Im Schwimmbad kann man das leicht so abwandeln, daß man nur halb so viele Kinder braucht. Dann legt zuerst nur ein Kind beide Arme an die Beckenwand, und alle Kinder ziehen einzeln unter der Brücke her.

Suchaktion: Ein Mitspieler darf einen Gegenstand, der zu Boden sinken kann, irgendwo auf einer abgegrenzten Fläche im Wasser verstecken, während alle anderen selbstverständlich wegschauen müssen. Dann suchen diese den versunkenen Schatz. Wem es gelingt, ihn zu heben, hat gewonnen und darf den nächsten Schatz versenken. Ob man das Wettspiel im hüft- oder brusthohen Wasser spielt, hängt von den Tauchkünsten der Mitspieler ab.

Abschleppen. Zum Abschleppen treten Paare an. Ein Paar besteht aus einem Erwachsenen und einem Kind. Der Erwachsene schwimmt in Brustlage eine vereinbarte Strecke. Das Kind schwimmt Huckepack mit, sitzt also auf dem Rücken des Schwimmers. Die Paare starten aufs Kommando des Spielleiters. Welches ist als erstes am Ziel?

Wettschwimmen. Alle haben Schwimmflügel oder -gürtel angelegt. Nun dürfen sie im schulterhohen

Wasser um die Wette schwimmen, auf gerader Strecke oder auch im Slalom.

Einfach nur fröhlich sein

Fähren-Wettfahrt. Für die Wettfahrt der Fähren braucht jedes Paar – wieder ein Erwachsener und ein Kind – eine Luftmatratze. Das Kind darf sich bei diesem Spiel auf der «Fähre» ausruhen. Der Erwachsene schiebt die «Fähre» über eine vereinbarte Strecke. Welches Paar ist zuerst am Ziel?

Erste Wettspiele mit der Luftmatratze

Mutsprung. Wenn gerade die Luftmatratze im Spiel ist. Die Kinder dürfen von ihr aus einen Sprung ins Wasser wagen, im Fußsprung auch ins hüfttiefe Wasser, im Kopfsprung aber nur ins schultertiefe Wasser.

Kopfball. Im brusttiefe Wasser treibt ein Kind einen Ball zu einem Mitspieler. Das soll er aber nur mit dem Kopf tun. Der andere soll ihn mit dem Kopf annehmen und per Kopf zum nächsten Mitspieler bringen.

und mit dem Ball

Drucksache. Ein Mitspieler soll raten, die anderen stellen die Aufgabe. Alle bis auf einen bekommen einen Ball. Der Rater (mit Ball) wendet sich von den anderen ab. Hinter seinem Rücken vereinbaren die, wer von ihnen keinen Ball haben soll. Die einen haben, drücken ihn – gegen den Auftrieb – unter das Wasser. Der keinen hat, tut so, als hätte er einen. Der Rater wendet sich nun den anderen Mitspielern wieder zu. Er soll seinen Ball demjenigen zuwerfen, von dem er denkt, daß er keinen Ball hat. Hatte er recht, wird der «Ertappte» Rater der nächsten Runde. Sonst muß der alte Rater sein Glück noch mal versuchen.

Trauminsel. Möglichst viele Schwimmkörper – zum Beispiel eine Luftmatratze, Schwimmringe, Styroporteile... – werden aufeinandergeschichtet und in eine Folie oder in eine dünne Plane verpackt. Aufs Wasser geworfen, sind sie eine herrliche Trauminsel, die die ganze Wasserspiel-Zeit dasein kann für alle, die mal auf ihr ausruhen möchten.

73

Wasserspaß
von zwei bis vier

*Aus Luftmatratzen,
Styropor und
Schwimmringen läßt
sich ein riesiges
«Wasserschloß» bauen*

Wasserschloß. Auch hier wurden die Schwimmkörper aufeinandergeschichtet, aber das Bauwerk sollte phantasievoll Höhen und Tiefen haben, denn es wird zum Wasserschloß erklärt. Zwei Parteien werden gebildet. Die eine stellt die Verteidiger des Schlosses, die anderen die Angreifer. Die Verteidiger sind natürlich zunächst alle im Schloß. Die Angreifer versuchen, sie auf irgendeine Art ins Wasser zu befördern. Haben alle Verteidiger das Wasserschloß verlassen, können die Angreifer es besetzen. Vereinbaren Sie vor dem Spiel eine bestimmte Zeit. Wurden bis dahin mehr Verteidiger ins Wasser bugsiert, als noch im Schloß sind, haben die Angreifer gewonnen. Sind noch mehr Verteidiger im Schloß als im Wasser, haben die Verteidiger den Sieg errungen.

Fischerdorf. Nun wird das Gebilde, das vielleicht schon Trauminsel und Wasserschloß war, kurzerhand zum Fischerdorf erklärt. Wieder werden zwei Parteien gebildet. Die eine stellt die Fischer, die anderen die Fische. Alle schwimmen (mit Schwimmflügeln, versteht sich). Alle Fische tummeln sich im Wasser vor dem Fischerdorf. Die Fischer versuchen, die Fische einzufangen. Wer angeschlagen wurde (vom Fischerdorf aus), muß nun beim Fischen helfen. Sind viele Mitspieler dabei, wird das Spiel vom Fassungsvermögen des Fischerdorfes begrenzt. Sonst muß neben der Fläche, auf der sich die Fische bewegen dürfen, auch eine Zeit verabredet werden.

Seebühne. Diesmal wird das Bauwerk zur Seebühne. Ein Kind darf auf die Bühne und etwas vortragen, ein Lied singen, einen Kinderreim sagen... Sobald es fertig ist, bricht großer Beifall aus. Klatschen ist Pflicht. Wer es vergaß, muß als nächster auf die Bühne. Haben alle applaudiert, dürfen Freiwillige auftreten – notfalls auch mal ein Erwachsener.

Wasser-Zoo. Schließlich verwandelt sich der schwimmende Spielplatz noch in einen Zoo. Ein

Kind klettert rauf und imitiert ein Tier, möglichst eins, das im oder am Wasser lebt. Es darf ebenso im Meer zu Hause sein wie an Teichen, Tümpeln und Seen, an Bächen oder Flüssen. Das Kind kann mit den Armen das Segeln einer Möwe andeuten oder kreischen wie die Möwen oder beides tun, kann quaken wie ein Frosch oder die tollpatschigen Bewegungen eines Walrosses nachahmen. Wer errät, welches Tier im Zoo ist, darf das nächste darstellen.

Rutschpartie. Die Rutschbahn ist für viele Kinder das liebste Turngerät. Wenn sie auch noch ins Wasser führt, sind sie, wenn sie die erste Scheu überwunden haben, meist kaum noch zu halten. Anfangs brauchen sie Ihre Unterstützung. Setzen Sie das Kleine zwischen Ihre Oberschenkel, und halten Sie es gut fest. Es muß spüren, daß Sie es schützen. Ist die Hemmschwelle genommen, sagt das Kind meist selbst, daß es allein rutschen will. Es schaut den anderen Kindern meist viel ab. Es wird vor- und rückwärts, auf dem Po und bäuchlings ins Wasser rutschen. Erklären Sie aber, daß immer genug Abstand zum Vordermann gehalten werden muß.

Dusch-Spiel. Viele Kinder mögen das Duschen nicht besonders gern. Schließlich wird dabei – wie beim Haarewaschen – der ganze Kopf umspült. Das ist Kindern nun mal unangenehm. Aber Duschen muß sein, besonders auch in einem Schwimmbad. Machen Sie das lästige Angewöhnen zum lustigen Spiel! Alle Mitspieler treten mit einer Bademütze an oder mit einem Sandeimerchen. Nacheinander soll jeder das Gefäß unter der Dusche füllen. Zuletzt wird nachgeprüft: Wer hat der Dusche das meiste Wasser weggenommen?

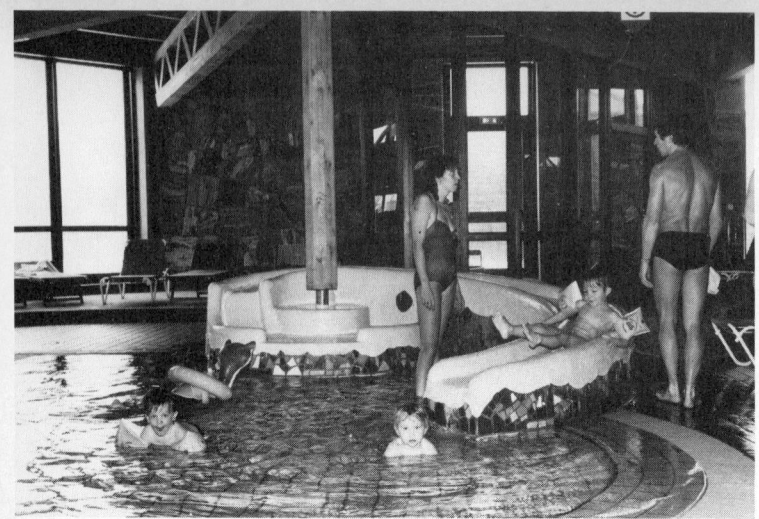

Auf einem dünnen Wasserfilm ins Becken rutschen! Da kreischen die Kinder vor Vergnügen (mit ein bißchen Bauchgrimmen) wie die Großen auf der Achterbahn.

Schon ein bißchen schwimmen lernen

Die meisten Spiele, die wir bisher vorgeschlagen haben, sollen die Kinder zunächst einmal vertrauter mit dem Wasser machen und die Freude an der Bewegung im Wasser wecken. Aber sie bereiten meist auch immer schon das Schwimmen, Springen und Tauchen vor.

Nun zeigen wir Ihnen, wie Sie aus Ihrer begeisterten Wasserratte hin und wieder für ein paar Minuten auch schon eine junge Schwimmschülerin machen können.

Der Beinschlag in der Rückenlage

Die einfachste Schwimmbewegung ist sicher die beim Rückenkraulen. Der Beinschlag erinnert ans Gehen.

Von sich aus führen Babys und Kleinkinder mit den Beinen eine Bewegung aus, die sie aus instinktiven Reflexbewegungen entwickeln und die ans Radfahren erinnert. Dabei hängt der Körper schräg bis senkrecht im Wasser, und die Beine werden hoch angezogen. Diese Bewegung gilt es nun zu korrigieren.

Die drei wichtigen Punkte:
- Der Körper liegt waagerecht auf dem Wasser
- Die Beine werden wechselseitig auf- und abbewegt, und zwar wie beim Gehen, mit gestreckten oder nur leicht angewinkelten Beinen
- Die Beine werden dabei nicht aus dem Wasser gebracht

Wie das exakt aussieht, zeigen wir auf Seite 106 f., wo die Rückenkraulbewegung in ihrer Arm- und Beinkoordination aufgezeichnet ist. Schauen Sie sich die Bilder jetzt schon einmal an. Sie stellen Ihnen das Ziel vor, dem auch diese Übungen schließlich dienen.

War Ihr Kind schon beim Babyschwimmen, hat es bereits das Gleiten eingeübt. Das sollten Sie jetzt wiederholen: Sie ziehen Ihr Kind, das auf dem Rücken liegt und nach oben schaut, durch das Wasser. Notfalls stützen Sie es noch ab. Dabei liegt Ihre Hand mit gespreizten Fingern unter dem Schulterblatt. Wichtig ist, daß die Beine nahezu waagerecht im Wasser liegen. Auf Ankündigung nehmen Sie Ihre stützende Hand weg. Das können Sie zwischen den Spielen schon immer wieder einmal üben, bis das Kind beim Gleiten einigermaßen sicher ist.

Die waagerechte Lage

Dann kann es sich auch von der Beckenwand abstoßen. Mit diesem Schwung gleitet es, solange es geht. Sie können auch einmal einen Reifen mit ins Wasser nehmen. Halten Sie ihn eingetaucht – etwa zur Hälfte im, zur Hälfte aus dem Wasser –, so daß das Kind bei korrekter Lage den Reifen nicht berührt.

Liegt es halbwegs sicher waagerecht im Wasser, kann das Kind mit dem Beinschlag beginnen. Zuerst sitzt es im Planschbecken, wo ihm das Wasser dabei etwa bis zur Hälfte reicht. Mit gestreckten Beinen soll es das Wasser kräftig schlagen, daß es nur so spritzt! Das macht einen Riesenspaß. Ob es das Wasser auch so schlagen kann, daß es über-

Der Beinschlag

77

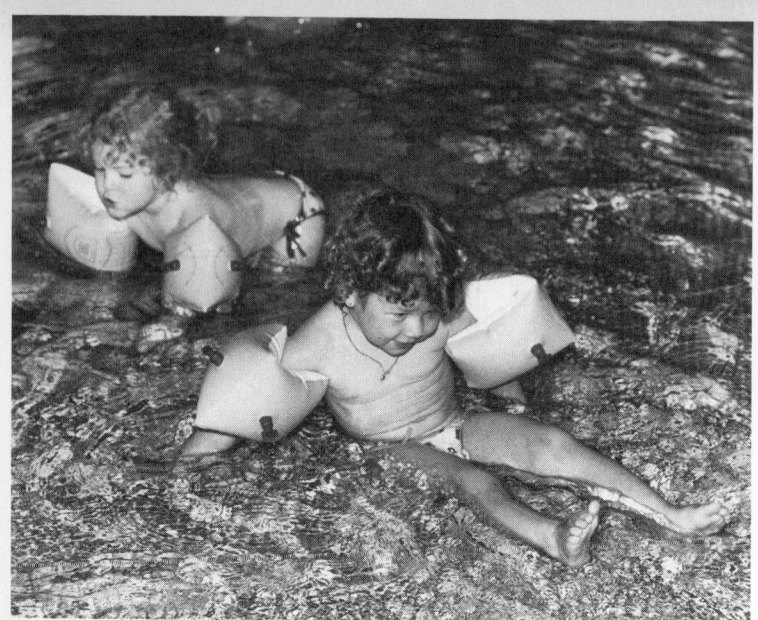

Im Planschbecken sitzen und mit den Beinen das Wasser schlagen, daß es nur so spritzt. Das ist eine allererste Vorübung für den Beinschlag beim Rückenkraulen.

haupt nicht spritzt? Es wird vielleicht selbst entdecken, daß es dann die Beine nicht aus dem Wasser heben darf, sondern nur bis knapp unter die Wasseroberfläche. Lassen Sie es beides üben, mal schnell, mal langsam.

Nun stützt es sich in der Rückenlage mit den Händen am Boden ab. Das Wasser reicht dabei etwa bis zur Schulter. Der Bauch soll möglichst knapp unter der Wasseroberfläche liegen. Damit das Kind seinen Körper nicht in der Hüfte abknickt, soll es sein Schwimmtier auf dem Bauch balancieren. Schwieriger wird es, wenn das durch einen Ball ersetzt wird.

Ziehen Sie das Kind in der Rückenlage durch das Wasser. Dabei soll es den Beinschlag üben. Kann es das schon allein, ohne daß Sie es halten also? Vielleicht ein paarmal mit Schwimmflügeln, dann ohne.

Die Haltung läßt sich durch das «Schweben» verbessern, das allgemein als «toter Mann» bekannt ist: Das Kind liegt absolut regungslos auf dem Wasser. Sie stützen es ab. Geht es auch einen Augenblick ohne Ihre Stütze? Geht es nicht mehr, kann das Kind jetzt den Beinschlag einsetzen. Dann schwimmt es bereits frei auf dem Rücken.

Schon ein bißchen schwimmen lernen

Ein Schwimmbrett aus Styropor kann die Lage verbessern. Das Kind bekommt es – wie ein Kissen – unter den Kopf gelegt. Nun hält es das Brett mit den Händen. Dabei kommt es etwas hoch und kann seine Beinbewegungen selbst anschauen.

Das Schwimmbrett verbessert die Lage

Halten Sie das Brett auf dem Wasser in Höhe der Knie. Das Kind soll beim Beinschlag nicht anschlagen.

Der Beinschlag in der Brustlage

Auch für das erste Schwimmen in der Brustlage genügt ein Beinschlag in der richtigen Lage. Die Bewegung gleicht einem Spannstoß beim Fußball («kicken»). Die Abwärtsbewegung ist leicht, die Aufwärtsbewegung muß bewußt ausgeführt werden, eben wie das Schwungholen beim «Kicken». Die Füße sollen locker gestreckt sein. Auch hier gilt: Die Beine sollen nicht aus dem Wasser gebracht werden. Und: Der Körper liegt waagerecht im Wasser.

Wie das exakt aussieht, haben wir auf Seite 108 f. aufgezeichnet, wenn auch dort schon in der Koordination mit der Armbewegung. Das ist also das Ziel dieser Übungen, das Sie sich ruhig jetzt schon einmal anschauen können.

Auch in der Brustlage ist es sinnvoll, zunächst das Gleiten zu wiederholen. Ziehen Sie das Kind bäuchlings durch das Wasser. Sie gehen rückwärts und schauen es dabei an. Lassen Sie es schon einmal ins Wasser ausatmen, über Wasser einatmen, unter Wasser ausatmen, über Wasser einatmen...

Das Kind geht – möglichst an den Stufen der Einstiegsleiter – in die waagerechte Lage auf den Bauch. Es versucht, die gestreckten Füße zu

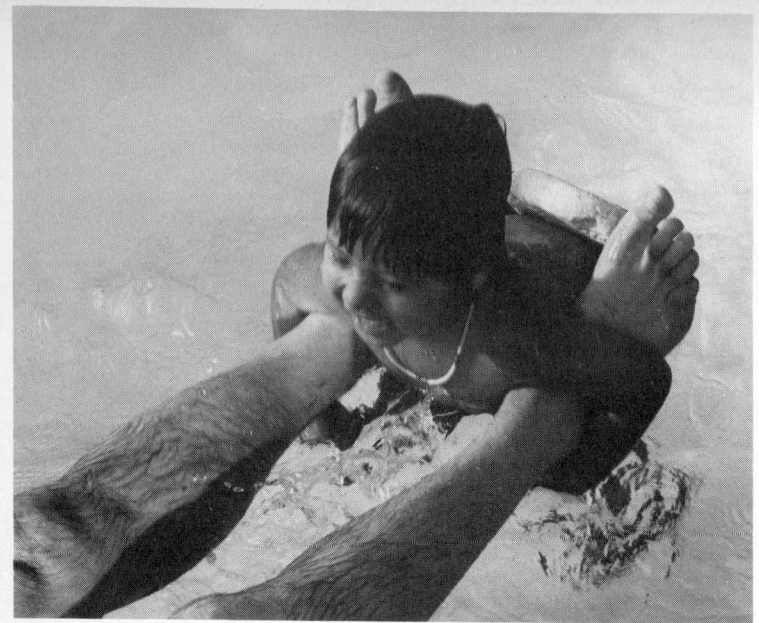

schließen und dabei die Balance zu halten. Kann es dabei ins Wasser ausatmen?

Sie können sich leicht eine Schwimmsprosse selbst basteln: Binden Sie an eine Art Besenstiel, der allerdings nicht so lang sein sollte, an jedes Ende einen Luftballon. Und schon schwimmt Ihr Gerät, und das Kind kann es auf dem Wasser greifen, sich an ihm festhalten. Bäuchlings auf dem Wasser liegend wird es so nun ein Stück durch das Wasser gezogen. Sie gehen dabei wieder rückwärts. Auf Ankündigung lassen Sie die Sprosse los. Bleibt das Kind einen Augenblick waagerecht auf dem Wasser liegen?

Die waagerechte Lage

Für diese Übung sind zwei Erwachsene nötig. Einer hält das Kind in waagerechter Lage (Sie wissen doch noch: mit gespreizten Fingern unter dem Brustkorb halten). Der andere gibt dem Kind von hinten einen kleinen Schubs, so daß es nach vorn treibt. Ihre Hand geht nicht mit. Sie sind aber ganz nah und bereit, notfalls sofort wieder zuzufassen.

Durch den Schubs und in Ihrem Kielwasser gleitet das Kind ein Stück frei im Wasser. Sie können ihm anfangs dafür noch einmal Schwimmflügel überlassen.

Nun wird der Beinschlag geübt. Das Kind liegt bäuchlings im Wasser, erhebt sich in den Liegestütz. Dann reicht das Wasser bis zur Schulter, die Beine werden aus dem Wasser gehoben. Nun soll das Kind das Wasser schlagen, daß es nur so spritzt! Kann das Kind auch in dieser Lage das Wasser schlagen, ohne daß es spritzt? Es soll beides üben, mal schnell, mal langsam. Halten Sie das Kind an beiden Händen, und ziehen Sie es durch das Wasser. Es soll den Beinschlag üben.

An Ihre Stelle tritt nun ein Ball, an dem sich das Kind festhalten kann, oder ein Schwimmbrett. Mit gestreckten Armen soll es diese Auftriebshilfe von sich weg halten. So kann es immer einmal wieder den Beinschlag üben. Häufiger die Richtung wechseln! Sitzt die Bewegung, können mehrere Kinder je einen Ball so vor sich herschieben, von einem Beckenrand zum anderen. Wer kommt zuerst an?

Soll das Kind nun kurze Strecken frei durchs Becken schwimmen, so sind Vater oder Mutter oder auch ein Spielzeug reizvolle Ziele.

Übrigens: Schwimmflossen helfen, die Beine gestreckt zu halten. Lassen Sie das Kind darum alle Übungen zum Gleiten ab und zu auch einmal mit Schwimmflossen machen. Das korrigiert die Haltung und bringt außerdem einen Riesenspaß.

Und: Sie sollten auch alle Spiele, die wir beschrieben haben und die das Springen und Tauchen vorbereiten, immer wieder einmal machen. Exakter zu tauchen und zu springen scheint uns in diesem Alter noch entbehrlich.

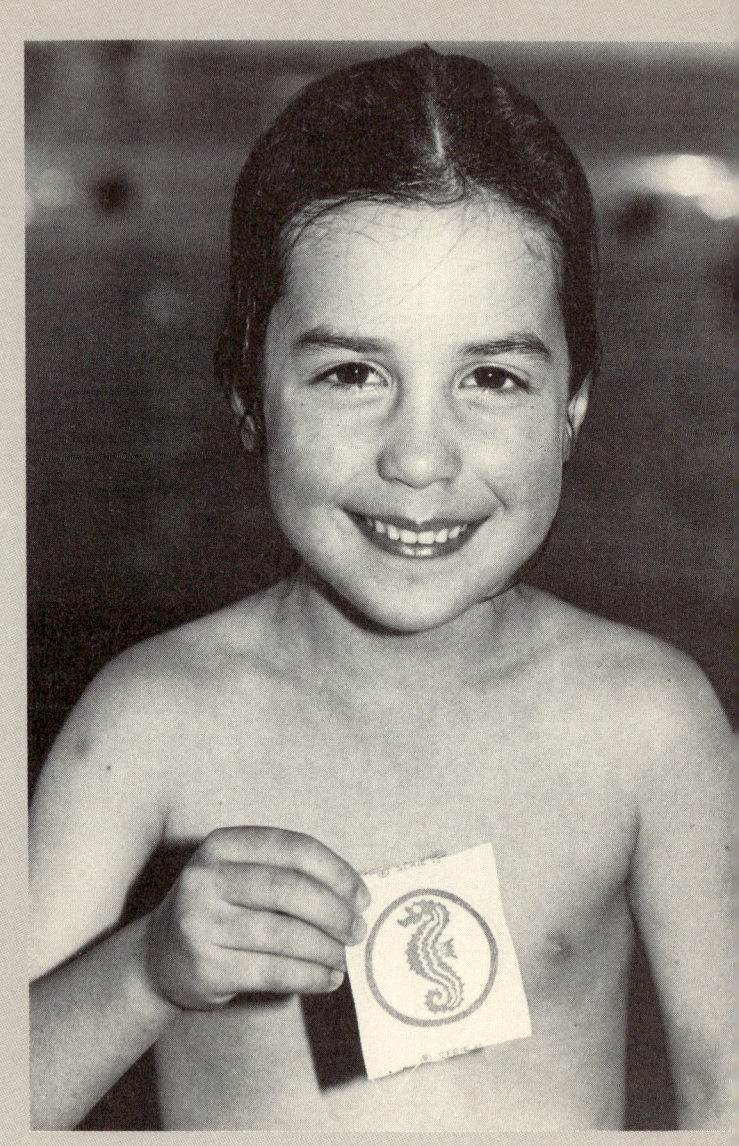

Kapitel 3

Wasserspaß
von vier bis sechs

Die schönsten Wasserspiele

Vier- bis Sechsjährige können nun schon etwas kompliziertere Spielregeln verstehen, sie haben bereits beachtliches Geschick, aufkeimenden Ehrgeiz und auch Spielphantasie.

Auch hier oder gerade hier sollen unsere Vorschläge nur Anregungen sein. Wenn die Kinder sie abwandeln – gut. Erlaubt ist, was gefällt!

Kommen Vier- bis Sechsjährige zum erstenmal ins Schwimmbad oder anderswo zum Spielen ins Wasser, sollten Sie zunächst mit einfacheren Spielen beginnen, wie sie im vorigen Kapitel zu finden sind. Die hier beschriebenen eignen sich nur für Kinder dieser Altersgruppe mit Wasserspiel-Erfahrung.

Diese Spiele bleiben meist die ganze Kindheit über interessant, sind also nach oben nicht so streng begrenzt. Mit der Zuordnung ist wieder nur gemeint: In diesem Alter können diese Spiele im allgemeinen frühestens gespielt werden.

Bei den Spielen dieser Gruppe teilen wir nun zum erstenmal ein in Spiele für alle und Spiele nur für Schwimmer.

Spiele auch für Nichtschwimmer

Schon am Bach machen Wasserspiele Spaß. Jeder noch so schmale reizt doch zumindest zum

Brückenbau. Die einfachste Brücke ist schnell errichtet: Ein Brett wird über den Bach gelegt – fertig! Ist dazu ein längeres Brett nötig als vorhanden, lassen sich auch zwei kürzere dazu verwenden, wenn man das eine von einem Ufer bis zu einem Stein im Bach, das zweite von diesem Stein im Bach zum anderen Ufer legt.

Man kann auch einen Erdwall bauen, wenn man ihn nur gut genug befestigt. Oder die Kinder sammeln große Steine, die höher als der Wasserspiegel sind und an einer Seite eine Trittfläche haben. Die legen sie im Schrittabstand in den Bach. Man kann auch Äste wie zu einem Floß zusammenbinden und hat damit sogar eine recht stabile Brücke. Sicher fallen Ihren Kindern noch eine Menge Möglichkeiten mehr ein.

Schiffsbau. Schon auf dem Bach können Schiffe aller Art fahren. Eine Weile hält sich sogar ein Faltboot aus Papier. Die Kinder können aber auch haltbarere Schiffe bauen: einen Flaschendampfer zum Beispiel, ein Borke- oder Schachtelboot, eine Styroporbarke oder auch ein Korkenfloß...

Schon der kleinste Bach reizt zum Brückenbau und Schiffefahren

Die Flasche wird mit Bullaugen, Anker und was man sonst noch so gewöhnlich auf einem Schiffsrumpf sieht, bemalt oder beklebt. Wer malen will, kann Plaka gut verwenden. Wer bekleben will, sollte besser d-c-fix wählen als Buntpapier, weil es sich im Wasser besser hält. Die Flasche wird zugekorkt, damit sie sich nicht mit Wasser füllt und sinkt. In den Korken kann man ein Fähnchen stecken. Ist das nicht ein herrliches Kreuzfahrtschiff? Es ist sogar ziemlich seefest.

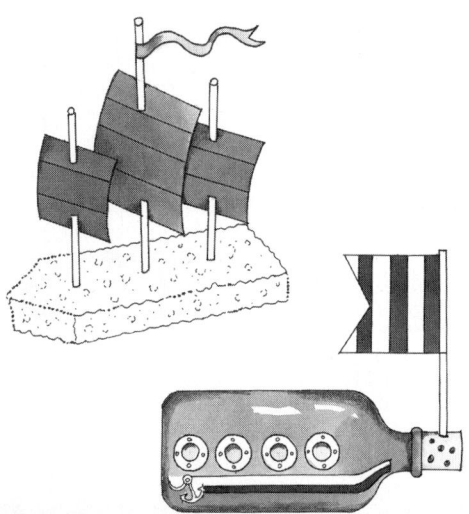

Für das Korkenfloß kann man einfach möglichst viele Korken mit grobem Garn und starker Nadel zusammennähen. Wie das geht, ist auf dem Bild zu sehen. In einen Korken wird ein Mast mit Segel gepikst.

Die Styroporbarke ist am einfachsten hergestellt: Ein Stück Styropor wird in Schiffsform geschnitten (wenn das beim Schneiden auseinanderbröckelt, die Laubsäge nehmen!). Dann werden ein paar Masten errichtet und Segel gesetzt.

Beim Schachtelboot muß man nur den Segelmast festkleben.

Hafenanlage. Wer Schiffe fahren läßt, braucht einen Hafen. Hafenbecken entstehen durch gut befestigte Erdwälle. Ein Hafengebäude wird errichtet, Äste als Pflöcke zum Festmachen der Schiffe eingerammt. Und ein ausbaufähiges, phantasievolles Rollenspiel ist schon im Gange. Da legen Schiffe an, werden be- und entladen, die Hafenpolizei kommt ins Spiel...

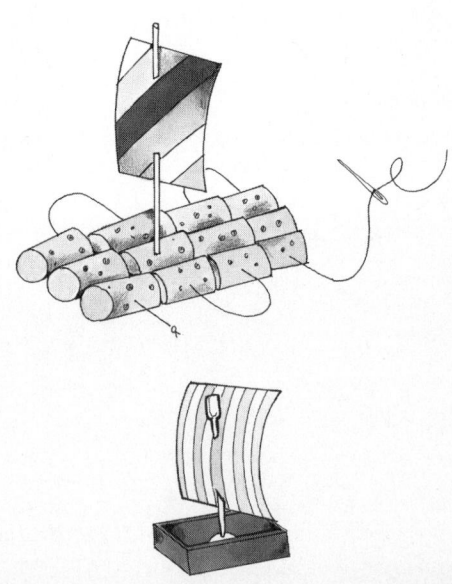

Wassermühle. Die einfachste Wassermühle entsteht so: Das Kind braucht ein altes Rad und sechs Schneckenhäuser. Vom Rad wird – so vorhanden – der Gummireifen entfernt. Die Schneckenhäuser werden als Schaufeln aufgeklebt.

Robinsons Insel. Das ist ein Spiel für Phantasiebegabte. Jeder muß sich ein Stück Styropor von zu Hause mitbringen. Falls Sie keins haben, fragen Sie mal im Haushalts- oder Fernsehgeschäft nach, da treiben Sie bestimmt Reste von Styropor-Verpackungen auf. Die Platte kann bemalt oder teilweise mit d-c-fix beklebt werden. Am Ufer oder am Strand werden nun «Bäume» gepflanzt, Berge entstehen, Siedlungen werden angelegt... Achtung: Alle Aufbauten müssen aus leichtem Material sein, damit die Insel nicht untergeht. Mit einem Stein am Strick wird die Insel im Wasser verankert. Zwischen Insel und Land könnte nun ein Fährverkehr stattfinden – oder lieber nicht, damit jeder seinen Traum von der einsamen Insel behalten kann?

Flip-Flap. An jedem Teich, an jedem See finden sich meist viele flache Steine. Wer könnte da widerstehen? Da muß man doch einfach ein paar aufheben, um sie flach über die Wasseroberfläche zu werfen! Sie sollen möglichst mehrmals auf dem Wasser auftippen, also übers Wasser «hüpfen», ehe sie versinken. Wer das ein bißchen übt, kann es darin zu wahrer Meisterschaft bringen.

*Geschicklichkeitsspiele:
Steine hüpfen übers
Wasser oder ziehen
Kreise*

Sie können da natürlich auch ein Wettspiel draus machen. Mann gegen Mann oder Mannschaft gegen Mannschaft. Gezählt werden die Auftipper, so daß ein Wurf zu mehreren Punkten führen kann. Übrigens: Das funktioniert nur, wenn das Wasser nicht allzu bewegt ist.

Wellenkreise. Werfen Sie einen Stein ins Wasser, so daß noch lange Wellenkreise zu sehen sind. Ob Ihr Kind das auch kann?

Punkte erzielen. Hier geht es darum, ganz wörtlich genommen, Punkte zu erzielen. Stecken Sie in

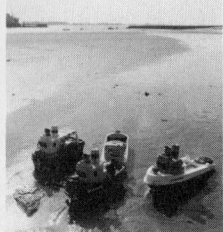

**Da tuckert ein Schlepp-
zug und ein Raddamp-
fer über die Elbe, und
ein Polizeiboot holt sie
ein. Bei solchen phanta-
sievollen Spielen mit
der BIG-Flotte des
Käptn Tuut können sich
gleich mehrere Kinder
beteiligen.**

eine Styroporplatte mehrere kleine Rundstäbe. Schreiben Sie an jeden Stab eine Punktzahl: 5–10–15–20. ... Wird das Zielbrett ein Stück weit aufs Wasser gesetzt, lassen sich Holz- oder Kunststoffringe, etwa acht bis zehn Zentimeter im Durchmesser, über die Stäbe werfen. Die Stäbe müssen natürlich so weit auseinander stehen, daß die Ringe sich nicht gegenseitig behindern.

Jeder wird nun versuchen, möglichst oft auf die höchste Punktzahl zu zielen. Aber die meisten werden froh sein, wenn sie überhaupt Punkte sammeln können!

Nixe und Wassermann. Ein Mädchen spielt die verführerische Nixe, ein Junge dazu den lockenden Wassermann. Beide sitzen im seichten Wasser. Alle anderen fassen sich zu einer Reihe an, Gesicht den beiden «Verführungen» zugewandt, an einem Ende die Nixe oder den Wassermann anfassend. Sie stehen noch im Trockenen und rufen: «Nixe, zieh mich rein! Wassermann, hole mich doch!»

Wer so gereizt wurde, versucht natürlich, einen nach dem anderen ins Wasser zu ziehen. Nixe und Wassermann dürfen sich dabei nicht erheben. Wer von den anderen auch nur mit dem Zeh ins Wasser kommt, ist verloren! Er muß Nixe und Wassermann nun helfen, die anderen ins Wasser zu ziehen.

Angeln. Alle Mitspieler stehen im hüft- oder brusthohen Wasser im offenen Kreis (nicht anfassen!), jeder etwa einen Meter vom nächsten entfernt. In der Kreismitte steht der Angler. Er wirft keine richtige Angel aus, sondern fängt seine «Fische» mit dem Ball. Das heißt: Er versucht, einen Mitspieler mit dem Ball abzutreffen. Wer aber untertaucht, kann nicht gefangen werden. Wen es erwischte, der muß in der nächsten Runde Angler sein.

Ziehkreis. Wieder wird ein Kreis gebildet. Diesmal fassen sich aber alle an. In der Mitte schwimmt ein großer Wasserball. Jeder zerrt nun so an dem Kreis, daß möglichst ein Mitspieler den Ball berührt. Wer das tut, der scheidet aus. Wer bleibt zuletzt übrig?

Ausrücken. Das ist ein Spiel für nur zwei Personen. Der ältere von beiden stellt sich am Ufer oder Strand schlafend. Der jüngere ergreift die «Gelegenheit», um auszurücken. Doch kaum hat er einen Zeh im Wasser, springt der ältere auf, um den jüngeren einzufangen. Hat er ihn erwischt, trägt er ihn ans Ufer zurück. Spaß macht es, wenn er unterwegs ein paarmal so tut, als ließe er ihn ins Wasser fallen. Aber natürlich bringt er ihn sicher an Land.

Hatzspiele: Wegrennen und Fangen machen am Wasser fast noch mehr Spaß als an Land

Jagdgenossen. Immer zwei Kinder sind Jagdgenossen. Sie fassen sich an. Haben die Jäger ein Paar angeschlagen, jagen sie in einer Viererkette weiter. Das Paar, das zuletzt übrigbleibt, darf Jagdpaar der nächsten Runde werden.

Drachenschwanz-Jagd. Eine Reihe von mindestens sechs Mitspielern – Erwachsene und Kinder! – baut sich zu einer Reihe auf, in der sie hintereinander laufen kann. Dabei faßt jedes seinen Vordermann an den Hüften. Nur der «Kopf» behält die Hände frei. «Der «Schwanz» ist ein Tuch, das in der Badehose des letzten Mitspielers steckt, am Träger des Badeanzugs lose befestigt oder ins Haar gebunden ist.

Nun versucht der Kopf, den Schwanz zu erreichen. Das geschieht natürlich unter Drachengebrüll, das allerdings nicht so laut sein muß, daß der ganze Strand wackelt und der Strandnachbar einen Tobsuchtsanfall bekommt!

Schwapp-Staffel. Eine ebenso lustige wie spannende Staffel im knie- oder auch nur knöchelhohen Wasser ist die Schwappstaffel. Es gibt zwei Mannschaften. Jede braucht ein Sandeimerchen, bis zum Rand mit Wasser gefüllt. Der Startläufer rennt mit ihm bis zu einer vereinbarten Wendemarke und bringt es dem zweiten Mitspieler seiner

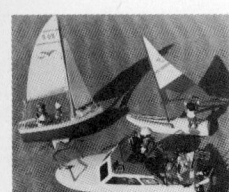

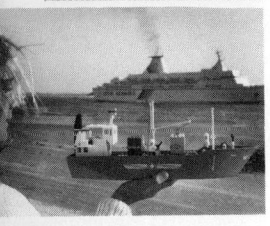

Segeln, Surfen, Tauchen – mit den Playmobil-Figuren und dem nötigen Zubehör können Kinder davon träumen, schon erwachsen zu sein und alle die herrlichen Abenteuer selbst zu erleben.

Für «Reiterkampf» und «Pferdezähmung» braucht jedes Kind einen Erwachsenen

Mannschaft. Dabei soll jeder sowenig Wasser wie nur möglich überschwappen lassen. Es geht also nicht nur ums Tempo.

Sieger ist die Mannschaft, die zuerst «durch» ist, aber nur dann, wenn sie nicht mehr Wasser aus dem Eimerchen verloren hat als die andere. Hat sie mehr überschwappen lassen, ist sie trotz ihres Tempos nur zweiter Gewinner.

Bootsregatta. Am besten spielt man diese Bootsregatta an einem Bach oder am schmalen Fluß. Alle Mitspieler haben etwa gleiche Boote. Am einfachsten ist es, sich mit schlichten Papier-Faltbooten zu begnügen. Alle setzen ihr Boot auf eine verabredete Startlinie und halten es dort fest, bis das Kommando des Spielleiters zum Start gegeben ist. Dann lassen sie die Boote mit der Strömung treiben. Natürlich haben sie vorher schon eine Ziellinic bestimmt, vielleicht etwa zehn Meter bachoder flußabwärts. Welches Boot ist zuerst dort? Spielt man im stehenden Gewässer, werden die Boote mit Puste vorangetrieben.

Fischfang. Auch das ist ein Spiel für einen Bach oder einen schmalen Fluß. Der Spielleiter nimmt etwa zehn gleich kurze Hölzchen, die Fische darstellen sollen. Er geht ein Stück bachauf und setzt sie ins Wasser. Weiter unten versuchen die Kinder, möglichst viele der Fische zu fangen. Ob es ihnen gemeinsam gelingt, alle Fische herauszuholen? Man kann das auch als Wettspiel machen; dann werden die Fische, die jeder gefangen hat, gezählt. Sieger ist, wer am meisten gefischt hat.

Reiterkampf. Dabei sollte dem Kind das Wasser bis zur Brust oder sogar bis zur Schulter reichen. Jedes Kind braucht einen mitspielenden Erwachsenen. Denn es soll auf seinen Schultern reiten. Die Reiter ringen in der «oberen Etage» miteinander, bis ein Kämpfer ins Wasser fällt. Die Erwachsenen achten darauf, daß der Sturz ein wenig glimpflicher ausfällt als sonst.

Pferdezähmung. Wieder gibt es solche Reiter-paare. Aber nun kämpft der Reiter mit dem «wilden» Pferd. Das bäumt sich auf, galoppiert, stoppt plötzlich... Der Reiter will das Pferd zähmen. Irgendwann aber wird das Pferd seinen Reiter abwerfen.

Tauziehen. Die Mitspieler einigen sich auf eine Mittellinie. Nach rechts und links treten etwa zwei gleich starke Mannschaften an. Alle ziehen an einem Tau. Welcher Mannschaft gelingt es, alle Mitspieler der Gegenpartei auf ihr Spielfeld zu ziehen?

Tauziehen ist zwar ein beliebtes Strandspiel, aber noch mehr Spaß macht es im hüfthofen Wasser.

Stille Seepost. Stille Post kennt ja wohl jeder. Aber die stille Seepost? Dabei ist die besonders interessant: Zwei Kinder tauchen unter. Sie müssen nun schon ihre Augen öffnen. Denn das eine Kind macht dem anderen eine möglichst lustige Gebärde vor. Es juckt sich wie ein Affe, zeigt einen Vogel, versteht mit der Zunge die Nase zu berühren, wackelt mit den Ohren, hält sich den Bauch vor Lachen, kniet nieder und fleht... Dann tauchen beide auf. Der «Empfänger» der Seepost sucht sich nun einen neuen Empfänger, dem er seine Botschaft mitteilen will. Wieder tauchen zwei unter. Der eine macht dem anderen vor, was er vom ersten gerade gesehen hatte. Das wird fortgesetzt, bis kein Empfänger mehr da ist. Nun macht es der letzte über Wasser vor. Ist es noch dieselbe Gebärde? Meist hat sie sich auf witzige Weise verändert.

*Besonders lustig wird's
bei der «stillen Seepost»*

Tauchkreis. Alle Kinder laufen im Kreis. Der Spielleiter hält ein Styroporbrett so in den Kreis, daß es den Kreislauf unterbricht. Wer an diese Stelle kommt, muß, wenn er weiter mithalten will, unter dem Brett wegtauchen. Tut das jemand nicht, reißt der Kreis. Wer nicht tauchen möchte, scheidet aus. Wer bleibt zuletzt übrig?

Schiffsschaukel. Zwei Kinder fassen sich an den Händen. Eins taucht ab. Das geht stets abwechselnd. Eins taucht, eins ist oben, dann taucht dieses, und das andere bleibt oben.

Handstand. Wer traut sich das schon zu? Einen Handstand machen, indem sich die Beine an den Arm eines Assistenten legen dürfen.

Tauchakrobat. Drei Kinder machen mit. Zwei fassen sich an. Ihre Arme gelten als Reckstange, an der das dritte Kind eine «Bauchwelle» macht, also quasi einen Purzelbaum.

Nur zum Quatsch: Bei wem platzt der Luftballon zuerst, so daß er das ganze Wasser ins Gesicht bekommt?

Wasserballon. Dieser Blödsinn wird schon an Land vorbereitet. Dabei zieht man einen Luftballon über einen Wasserhahn und läßt langsam Wasser hineinlaufen. In guter Mittelgröße zuknoten. Mit diesem «Ball» wird nun Zuwerfen gespielt. Bei wem platzt der Ballon, so daß er den ganzen Wasserschwall ins Gesicht bekommt?

Spiele nur für Schwimmer

Spiele, die im tiefen Wasser stattfinden oder ins tiefe Wasser führen, sollen nur mit Kindern gemacht werden, die schon schwimmen können oder gut an Schwimmhilfen gewöhnt sind. Und auch Spiele für Schwimmer sollten nicht weiter ins Wasser führen als so weit, daß die Kinder noch so eben stehen können. Eine Ausnahme kann man im Schwimmbad machen, wo man stets alle Kinder dicht beieinander hat.

Bei «Hängebrücke» und «Seeungeheuer» tun sich viele Kinder zusammen

Hängebrücke. Alle Mitspieler stellen sich in zwei Reihen auf, die sich anschauen. Jeder faßt sein Gegenüber an den Händen. So entsteht die Hängebrücke. Ein mutiger Mitspieler legt sich am Anfang dieser Brücke auf die Arme und läßt sich von den anderen schwungvoll zum anderen Ende befördern. Zum Schluß fliegt er in hohem Bogen ins Wasser. Dort sollte allerdings ein erwachsener Spielleiter stehen, um notfalls Hilfestellung zu geben.

Gassenhauer. Das ist ein Spiel für das Schwimm- bad. Alle Mitspieler bilden eine Gasse. Einer stößt sich vom Beckenrand ab und gleitet durch die Gasse, so weit er gleitend kommt. Den Rest des Weges hält er sich straff gestreckt und wird von den Gassenhauern leicht nach vorn geschubst.

Rakete. Alle stoßen sich gemeinsam am Becken-rand ab. Niemand darf eine Schwimmbewegung machen. Wer stößt am weitesten ins «All» vor?

Seeungeheuer. Das Ungeheuer wird geboren, wenn sich möglichst viele Kinder zusammentun. Alle schwimmen hintereinander in einer Reihe, wobei jeder – Ausnahme ist der «Kopf» – seinen Vordermann an einem Fuß festhält. So kann jeder nur mit einem Arm und einem Bein schwimmen. Der Kopf allerdings hat wenigstens zwei Arme frei. Er gibt zwar das Tempo des Ungeheuers an, aber er muß bedenken, daß er einen Vorteil hat. Und er darf auch nur so schnell schwimmen, wie er glaubt, daß sein schwächstes Glied schwimmen kann.

Figurenschwimmen. Das ist ein ruhiges Spiel. Je-der darf eine Schwimmfigur zeigen, die dann alle anderen erst einmal nachmachen sollen, ehe ein anderer eine neue Figur zeigt. Man kann, auf dem Rücken liegend, ein Bein senkrecht in die Luft

---

Die ersten Schwimmbäder

Das erste überdachte Schwimmbad wurde am 28. Mai 1742 in London eröffnet. Das Becken war 13 m lang, das Wasser warm. Es gab dort auch schon Schwimmunterricht.

Das erste eigens angelegte Schwimmbad im Freien hieß Peerless Pool und wurde 1743 ebenfalls in London eröffnet. Es entstand an einem Weiher und war 51 × 32 m groß. Es gab Arkaden und Umklei-dekabinen. Bäume schirmten die Badegäste gegen allzu neugierige Blicke ab.

Die erste Badeanstalt in Deutschland wurde 1774 in Frankfurt er-öffnet.

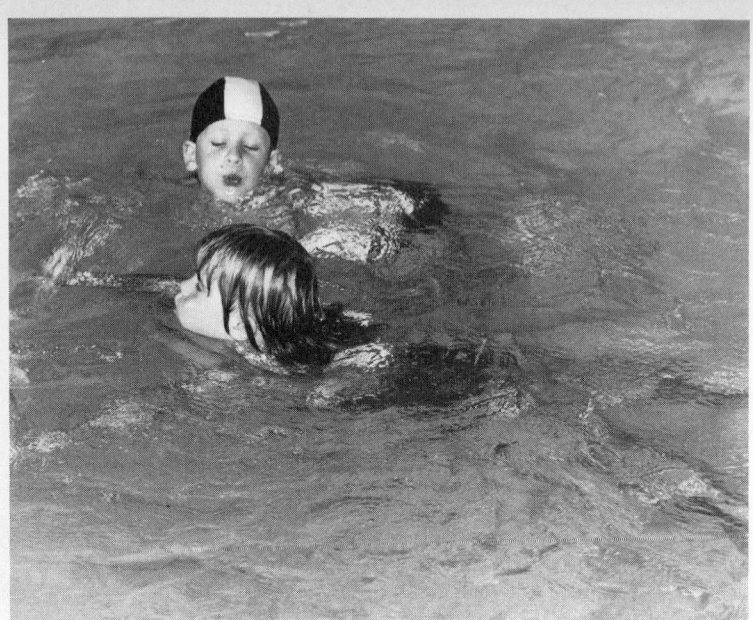

Um die Wette schwimmen, sich jagen und fangen, ausrücken und untertauchen, das sind die Grundmuster der beliebtesten Wasserspiele.

strecken, man kann in Brustlage beide Arme gerade aus dem Wasser heben... Jeder tut, was ihm einfällt.

Wasserballett. Dann können sich ein paar Kinder ein kleines Ballett ausdenken. Etwa: Vier Kinder bilden vier Ecken eines gedachten Quadrats. Sie schwimmen alle auf einen Mittelpunkt zu. In der Mitte fassen sie sich an, tanzen einmal im Kreis, wenden sich auf den Rücken, schwimmen so, ein Bein senkrecht in die Luft streckend, jeder zu seinem Ausgangspunkt zurück. Sind mehr Kinder im Ballett, kann man dasselbe von einem großen Kreis ausgehend schwimmen.

Toll wird das ganze natürlich, wenn dazu eine

Auf der Jagd nach «Fischen» und nach «Umweltsündern»

kleine Musik aus dem Kassettenrecorder ertönt.

Umweltschutz. Ein Umweltschützer jagt die Sünder, die trotz Verbotes giftige Abfälle ins Meer leiten. Zuerst kämpft er ganz allein. Er jagt den anderen nach. Hat er einen gefangen, muß der ihm fortan helfen, Umweltsünder zu fassen. Aber: Die Umweltsünder kennen auch ihre Tricks. Sie können untertauchen und unter Wasser schwimmen. Dann sind sie für diesmal entkommen. Doch die Jagd geht weiter, bis schließlich doch alle Umweltsünder auf die Seite der Umweltschützer geholt sind!

Ballonhatz. Ein Schwimmer bindet sich einen Ballon auf den Rücken. Er bekommt einen kleinen Vorsprung. Die anderen jagen ihm nach. Wem es gelingt, den Ballon zum Platzen zu bringen, der darf Ausreißer der nächsten Runde sein.

Hai-Abwehr. Wenn ein Hai auftaucht, gilt höchste Alarmstufe. Ein Mitspieler darf den bedrohlichen Raubfisch spielen. Die anderen tummeln sich «nichtsahnend» im Wasser, etwa zehn Meter von dem gefährlichen Tier entfernt. Plötzlich aber schießt das auf sie zu. Alle versuchen zuerst zu fliehen. Wem das nicht gelingt, der hat nur noch eine einzige Chance: Er muß ganz reglos auf dem Wasser liegenbleiben, «toter Mann» spielen. Haie greifen ja auch in der Wirklichkeit nur Lebendiges an. Und so manch einer hat sich tatsächlich schon aus allerhöchster Gefahr durch diesen Trick gerettet. Im Spiel gilt: Wer reglos auf dem Wasser liegt, wird vom Hai nicht angegriffen, wird also nicht abgeschlagen. Wen der Hai erwischt, der wird in der nächsten Runde zum Raubtier.

Beutezug. Jeder Schwimmer legt einen Tauchring um sein Handgelenk, durch den er ein Tuch zieht. Nicht verknoten! Im Wasser kämpft dann jeder gegen jeden. Wer erbeutet die meisten Tücher?

Fisch-Rückzug. Zwei Parteien werden gebildet. Die eine spielt eine Gruppe von Fischern, die andere einen Schwarm Fische. Die Fische fassen sich an den Händen und sind so auch noch das Netz.

Die Fischer versuchen, die Fische einzukreisen. Am besten ist es, sie nehmen sich zunächst einen Fisch aufs Korn. Der versucht an der offenen Seite des Netzes zu entkommen. Oder er taucht unter

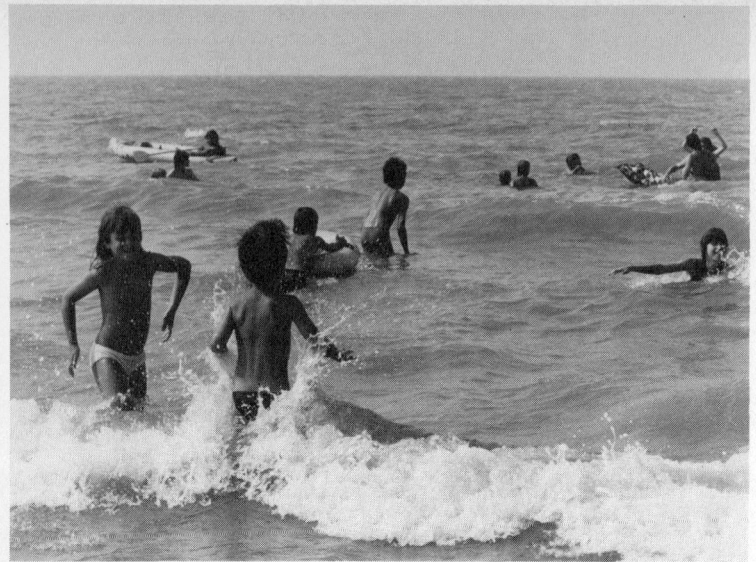

Spielen, wo das Meer ganz flach abfällt – das gibt ein Gefühl von Unbegrenztheit, von Freiheit. Da kommen Kinder wie von selbst zu wilderen Spielen. Eltern sollten sie da nie aus den Augen lassen.

den Armen seiner Mannschaftskameraden durch, entwischt also sozusagen durch ein Loch im Netz. Hat der Fisch dadurch eine Stelle erreicht, die – vom Ufer oder vom Strand aus gesehen – auch hinter dem letzten Fischer liegt, darf er erst wieder gejagt werden, nachdem jeder andere schon mal gejagt worden ist. Er kann sich am Ufer oder am Strand derweil ein wenig ausruhen. Wem das ein zweitesmal gelingt, der gilt als endgültig entkommen.

Wasserratte. Alle Mitspieler – bis auf eine Wasserratte – haben irgendwo an sich ein Tuch befestigt. Sie haben es zum Teil in die Badehose gesteckt, es am Badeanzugträger befestigt oder lose ins Haar gebunden. Nicht verknoten! Die Wasserratte möchte am liebsten alle Tücher erbeuten. Aber sie hat nur eine vorher bestimmte Zeit. Dann reißt sie der Schiedsrichter-Pfiff aus ihrem Jagdfieber.

Delphin-Fütterung. Am Beckenrand, auf dem Badesteg, auf einer Luftmatratze oder im Boot

sitzt ein Mitspieler, der sich als Tierpfleger auf-
spielt. Er bindet ein Stück Apfel oder Apfelsine an
eine improvisierte Angel und hält diese knapp
über die Wasseroberfläche. Ein Mitspieler, der
Delphin, kommt angeschwommen. Im Vorbei-
schwimmen soll er versuchen, das Futterstück von
der Angel zu reißen – mit dem Mund, versteht
sich. Gelingt ihm das nicht, kann gleich der nächste Delphin sein Glück versuchen. Gelingt ihm das
aber, avanciert er zum Tierpfleger.

Knalleffekt. Jeder Mitspieler bekommt drei Luftballons, jeweils in einer Farbe. Einer bekommt
also drei rote, ein anderer drei gelbe ... Alle Ballons werden hübsch bunt durcheinander an eine
Schnur gebunden und ein Stück weit aufs Wasser
befördert. Auf Kommando schwimmen alle Mitspieler los. Jeder versucht, innerhalb einer verab-
redeten Zeit möglichst alle drei Ballons seiner
Farbe zum Platzen zu bringen. Wer schafft das?
Wird das eine herrliche Knallerei!

Man kann das Spiel auch andersherum spielen:
Jeder versucht, die Ballons anderer Mitspieler
zum Platzen zu bringen und gleichzeitig seine drei
vor Angriffen zu schützen. Wer also kann dann
seine drei Ballons über die Zeit retten?

Drück-Duell. Jeweils zwei Schwimmer kämpfen
gegeneinander. Beide liegen in Brustlage und
schauen sich an. Mit Beinschlägen versuchen sie,
sich über Wasser zu halten. Notfalls kann man
auch mit Wassertreten weitermachen. Sie legen
die Handflächen aneinander. So versucht jeder,
den anderen über eine vorher vereinbarte Linie zu
drücken. Wem das gelingt, der hat gewonnen.

Krampf-Kampf. Es kommt vor, daß ein Schwimmer einen Krampf bekommt. Wer noch unerfahren ist, weiß dann meist vor Schreck gar nicht, wie
er ans Ufer kommen soll. Darum ist es sinnvoll, die
Griffe, die den Krampf besiegen, vorher im Spiel
zu üben.

Beim Oberschenkel-Krampf schwimmt man auf

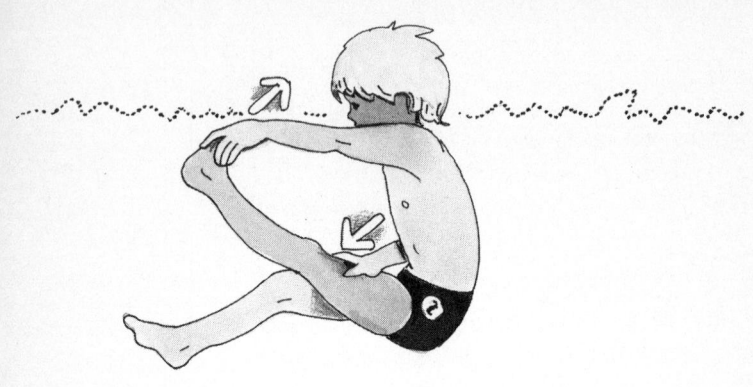

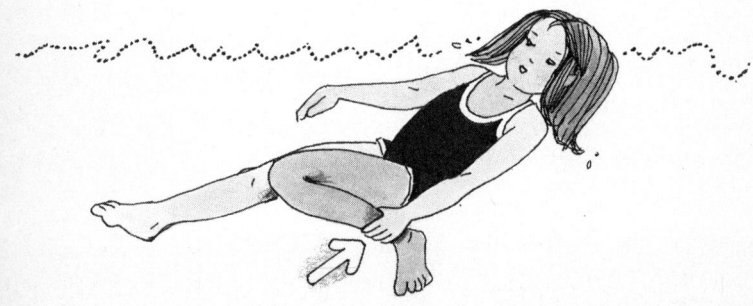

**«Krampf-Kampf» gegen den Oberschenkel-Krampf (Bild 1)
und gegen den Wadenkrampf (Bild 2).**

dem Rücken und erfaßt den Fußknöchel des betroffenen Beines, so daß die Ferse fast den Po erreicht. So kann man dann nur mit einem Arm und einem Bein schwimmen. Wie das aussehen muß, zeigt unser Bild.

Alle Kinder sollen den Griff einmal versuchen. Haben sie die Sache verstanden, wird, damit der Griff in Fleisch und Blut übergeht, gleich ein Krampf-Schwimmwettkampf veranstaltet. Wer also schwimmt in dieser Haltung am schnellsten?

Beim Wadenkrampf liegt der Schwimmer auch auf dem Rücken, streckt nun aber, die Zehen des betroffenen Beines ergreifend, dieses Bein ganz hoch. Auch so kann man mit nur noch einem Arm und einem Bein schwimmen. So ein Wettschwimmen sieht dann besonders komisch aus!

Lahme Enten. Ein ähnliches Handicap-Rennen ist der Wettkampf der «lahmen Enten». Alle Wettschwimmer dürfen nur mit den Armen schwimmen. Ein merkwürdiges Gefühl, wenn der Körper dabei bleischwer im Wasser hängt und man kaum vorwärtszukommen scheint.

Schiebeball. Wieder wird um die Wette geschwommen. Diesmal schiebt jeder – möglichst mit einer Hand – einen Ball vor sich her. Gewonnen hat, wessen Ball zuerst über die Ziellinie kommt.

Kopfballon. Jetzt sind wieder einmal Luftballons im Spiel. Bei diesem Wettschwimmen kommt es darauf an, den Ballon ausschließlich mit dem Kopf voranzutreiben. Welcher Ballon ist zuerst im Ziel?

Zwillingsrennen. Jeweils zwei Kinder fassen sich an den Händen. So schwimmen alle «Zwillinge» um die Wette.

Schleppfloß. Jetzt werden zwei Luftmatratzen gebraucht. Die Besatzung des vorderen, des Schleppfloßes, darf den Zug vorantreiben, etwa indem sie mit den Händen rudert oder Stöcke als Paddel gebraucht... Die zweite Besatzung (kann auch nur ein Mitspieler sein) muß sich ziehen las-

Die Luftmatratze ist einmal ein Schleppfloß...

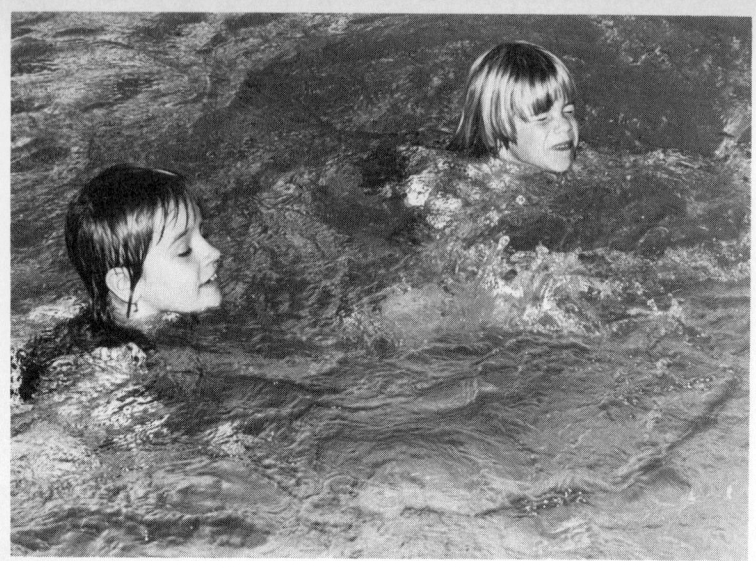

Da steht Anstrengung im Gesicht. Der Wettkampf der «lahmen Enten» schreibt vor, nur mit den Armen vorwärtszukommen. Das klappt nie auf Anhieb, beschert aber ein neues Körpergefühl im Wasser.

... das andere Mal ein mit Schätzen beladenes Handelsschiff ...

sen. Sind insgesamt sogar vier Luftmatratzen da, kann man auch Schleppflöße gegeneinander um die Wette fahren lassen. Ansonsten braucht man eine Uhr mit Sekundenzeiger. Dann fahren alle nacheinander auf den zwei Matratzen, und jede Mannschaft fährt gegen die Uhr. Welche war am schnellsten?

Piratenstück. Zwei Seeleute schippern friedlich übers Meer, auf der Luftmatratze im seichten Wasser, versteht sich. Ihr Schiff ist mit allerlei Schätzen beladen, mit Münzen und Juwelen, mit Gewürzen und Teppichen, mit Steinen und Muscheln also, mit Sand und Ästen, wie man sich denken kann.

Da nähert sich eine Meute Piraten. Sie versuchen, eine möglichst große Menge der Schätze an sich zu bringen. Sie haben dafür nur eine begrenzte Zeit. Danach werden die Seeräuber vom Räuberhauptmann (sprich: Spielleiter) zurückgepfiffen.

Die Seeleute verteidigen natürlich ihre Fracht. Konnten die Piraten aber in der Zeit mehr erbeuten, als die Seeleute retten konnten, sind sie die

Sieger, erbeuteten sie weniger, als die wackeren Matrosen beschützen konnten, so sind die Matrosen Sieger.

Floßwechsel. Auf zwei Luftmatratzen sitzen je zwei Kinder. Auf Kommando springen alle vier ins Wasser. Jeder schwimmt zum Floß des Gegners, um es zu besteigen. Welche Mannschaft schafft das als erste?

Fischerstechen. Das ist ein beliebter Brauch an bayerischen Seen. Die Kinder spielen ihn nach. Zwei Kinder, jedes auf einer Luftmatratze, kämpfen miteinander. Dafür haben sie ihre «Lanzen», das sind Besenstiele oder ähnliche Stangen, um deren Ende als Polsterung Kissen gebunden sind. Eigentlich sollten die Kinder versuchen, stehend den Gegner vom Floß zu stoßen. Stehen ist aber vermutlich viel zu schwierig. Dann geht das eben kniend. Wer schafft es, den Gegner ins Wasser zu werfen? Es geht nach K.-o.-System. Das heißt: Jeder kämpft gegen einen ausgelosten Partner. Der Sieger aus dieser Paarung kämpft gegen den Sieger aus einer zweiten Paarung. So kämpft man sich, wenn man Glück hat, über das Achtel-, Viertel- und Halbfinale ins Endspiel.

*... oder ein
Rettungsboot für
Schiffbrüchige*

Seenot. Ein Mitspieler sitzt auf seiner Luftmatratze und paddelt mit den Händen langsam voran. Zwei andere spielen den Sturm. Mit Sturmgeheul rütteln sie an der Matratze, daß der Seemann zu kentern droht. Nun kommen aber die «Retter», alle anderen Mitspieler. Gelingt es denen, die beiden Schiffbrüchigen auf eine zweite Luftmatratze, ins «Rettungsboot», zu bekommen, ehe sie von der Kraft des Sturmes ins Meer geschleudert wurden, haben die Retter eine Medaille verdient (vielleicht ein Plätzchen?).

Wett-Transport. Jeweils zwei Schwimmer liegen hintereinander in der Brustlage. Der Hintermann hält den vorderen an den Fußgelenken fest und schiebt ihn vor sich her. Solche Paare können natürlich wieder um die Wette schwimmen.

Lastkähne. Zwei Kinder treten zum Wettschwimmen an. Jeder ist ein Lastkahn, der auf seiner Fahrt mehrfach die Ladung wechselt. Eine bestimmte Strecke wird verabredet, dazu mehrere Umschlagplätze, an denen jeweils ein Mitspieler steht. Bis zum ersten Umschlagplatz soll zum Beispiel ein Ball befördert werden. Wie das die Schwimmer machen, ist ihre Sache. Sie können ihn mit der Hand oder mit dem Kopf vorwärtstreiben, sie können ihn auch zwischen die Füße nehmen und dann nur mit den Armen schwimmen. Sie dürfen ihn auch in Rückenlage auf dem Bauch balancieren... Jeder sollte es natürlich so machen, wie er meint, es am schnellsten zu können. Der Mitspieler am ersten Umschlagplatz tauscht gegen den Ball vielleicht ein Paar Badeschuhe ein. Die dürfen in der Hand gehalten werden beim Schwimmen, man kann sie aber auch anziehen oder in die Badehose stecken. Wer sie allerdings verliert, vergeudet Zeit. Am nächsten Umschlagplatz könnte dann jemand stehen, der die Badeschuhe nun gegen eine Bademütze, gegen ein Tuch, gegen einen Luftballon oder gegen irgendeine andere Fracht eintauscht. Wer ist schließlich zuerst am vorher bestimmten Ziel?

Wer ein klatschnasses T-Shirt möglichst schnell anziehen will, macht dabei die verrücktesten Verrenkungen

T-Shirt-Staffel. Das vorige Wettspiel ließe sich leicht auch in einen Staffelwettkampf umwandeln. Dieses Spiel aber macht nur als Staffel Spaß. Jede Mannschaft braucht ein T-Shirt, das auch für den größten groß genug sein muß. Der erste aus jeder Staffel streift es trocken über und schwimmt eine vereinbarte Strecke bis zu einer Wendemarke und zurück. Am Strand, am Ufer oder am Beckenrand angekommen, zieht er das nun klatschnasse Hemd aus und übergibt es dem zweiten Staffelschwimmer. Der muß es erst einmal anziehen, ehe er starten darf. Dabei macht jeder ziemlich verrückte Gebärden, weil es gar nicht so einfach ist, ein nasses Kleidungsstück und dann auch noch möglichst schnell anzuziehen. Aber die anderen haben noch gut lachen – noch, denn sie kommen ja schon auch an die Reihe! Welche Staffel gewinnt?

Schirmstaffel. Das ist auch ein witziges Spiel: Jede Mannschaft bekommt einen Regenschirm. Beim Schwimmen bis zur Wendemarke wird er geschlossen transportiert. An der Marke muß er geöffnet und in diesem Zustand dann «nach Hause» gebracht werden. Der zweite Staffelschwimmer muß den Schirm erst schließen, bevor er dann starten darf. Welche Mannschaft ist diesmal schneller?

Fähren-Staffel. Das ist eine Riesengaudi für das Schwimmbad. Zwei Mannschaften stellen sich am Beckenrand auf. Jede hat ein Seil, das bis zum gegenüberliegenden Beckenrand reicht. Ein Schwimmer der Mannschaft hält das Ende des Seiles dort fest. Das andere Ende hält die Mannschaft. Auf Kommando dürfen nun beide Mannschaften versuchen, ihren «Mann» herüberzuziehen. Niemand darf eine Schwimmbewegung machen! Jeder liegt da straff auf dem Wasser. Haben die übrigen ihn bis zu ihrem Beckenrand gezogen, so daß er anschlägt, springt der nächste ins Wasser, greift das Seilende, das der erste gehalten hat, schwimmt, es in der Hand behaltend, wieder zum gegenüberliegenden Beckenrand. Dann wird er wieder herübergezogen... Welche Mannschaft hat all ihre Fähren zuerst über den Fluß gebracht?

Schatzsuche. Für jeden Mitspieler werden drei bis fünf Steine gesammelt. Sie werden in Schätze verwandelt, indem man sie alle einzeln in Stanniolpapier einwickelt. Sie werden in einem Areal von vielleicht zwanzig Quadratmetern versenkt, also unter einer Fläche von etwa 4×5 m. Auf Kommando dürfen alle tauchen. Wer hebt die meisten Schätze?

Unter Wasser wird eine große Schatzsuche organisiert

Tunnel-Tauchen. Alle Mitspieler bis auf einen stehen mit gegrätschten Beinen im brusthohen Wasser. Der letzte versucht, durch den Tunnel zu schwimmen. Gelingt ihm das, taucht er vor dem ersten des Tunnels auf und stellt sich mit gegrätschten Beinen vor ihm auf. Nun versucht der jetzt letzte sein Tauchglück. Schafft ein Mitspieler die ganze Unterwasserstrecke nicht, schlägt er dem nächsten ans Bein. Der muß sofort eine Lücke machen. Der Taucher kommt hoch und stellt sich genau an dieser Stelle in den Tunnel. So ist er auch schneller wieder «dran» und kann öfter üben als diejenigen, die es auf Anhieb ganz geschafft haben.

Wassertreten. Wer bei Spielen gewinnen möchte, muß auch immer darauf bedacht sein, seine Geschicklichkeit zu steigern. Eine Hilfe kann da oft das Wassertreten sein. Man steht senkrecht im Wasser, atmet gleichmäßig. Die Beine führen eine wechselseitige Tretbewegung aus, Arme und Handflächen drücken gegen das Wasser. So kann man sich eine ganze Weile halten, ohne unterzugehen. Jeder merkt schnell: Wer schneller tritt, bleibt besser oben, wer langsamer wird, sackt leicht ab.

Wasserkreisel. Wer schafft es, sich während des Wassertretens nun noch im Kreis um sich selbst zu drehen? Toll!

Sackkreisel. Wer als Wasserkreisel herumwirbelt, kann nun versuchen, sein Trettempo zu variieren. Tritt er langsam, sackt der «Kreisel» ab, tritt er wieder schneller, taucht er auf! Treten, sich drehen und dabei noch unter- und auftauchen. Wer das wirklich schon schafft, ist bereits sehr geschickt im Wasser. Und er gewinnt dabei mächtig an Kondition.

Torpedos. Zwei Kinder fassen sich an, tauchen gemeinsam unter und setzen sich auf den Grund. Dann lassen sie sich los, legen sich auf den Rücken und strecken ganz schnell ihre Beine. Wie Torpedos schießen sie an die Oberfläche!

Schnappball. Drei Mitspieler sind nötig. Zwei werfen und schieben sich unentwegt einen Ball zu. Sie dürfen sich den Ball auch unter Wasser zudrükken. Der dritte soll versuchen, den Ball einem der beiden wegzuschnappen. Gelingt das, so muß derjenige, dem der Ball abgenommen wurde, nun wieder um den Ball kämpfen.

Tore werfen. Wenn zwei Kinder miteinander spielen, wird eines der beiden Torwart, das andere Torjäger. Ein Tor wird am schnellsten errichtet, indem man einen Schwimmring dazu erklärt. Jeder darf zehn Würfe versuchen. Wie oft kam er dabei ins Tor? Dann ist der Torwart Torjäger.

Wer Spaß daran hat, geht vielleicht zum Wasserball-Training

Zuwerfen. Zweimal vier Spieler stehen sich gegenüber, in brusttiefem Wasser, oder sie halten sich in tieferem Wasser durch Wassertreten auf der Stelle über Wasser. Im Zickzack wird der Ball schnell hin- und hergeworfen. Zuerst darf er mit beiden Händen gefangen werden, nach einiger Übung nur noch mit einer Hand.

Wer nach solchen Vorübungen merkt, daß ihm das Wasserballspielen Spaß machen würde, sollte sich einmal den Vereinsbetrieb anschauen und fragen, ob er mal probeweise beim Training mitmachen darf.

Die drei wichtigsten Schwimmstile

Schwimmpädagogen sind sich einig: Die Schwimmtechniken werden von den meisten Jungen und Mädchen frühestens im Alter von vier Jahren so gut verstanden, daß sie sie einigermaßen richtig nachahmen können. Versucht man das zu früh, schleichen sich oft Fehler ein, die später schwer auszumerzen sind. Kinder, die schon als Baby oder als Kleinkind regelmäßig ins Schwimmbad kamen, sind nun so gut auf das Schwimmen vorbereitet, daß sie die Technik natürlich schneller erlernen als andere, die nun erst den Spaß an der Bewegung im Wasser entdecken. Aber: Erwarten Sie auch von ihnen keine Perfektion.

Ehe man versucht, einen Schwimmstil bis ins Detail perfekt einzuüben, sollte man lieber die

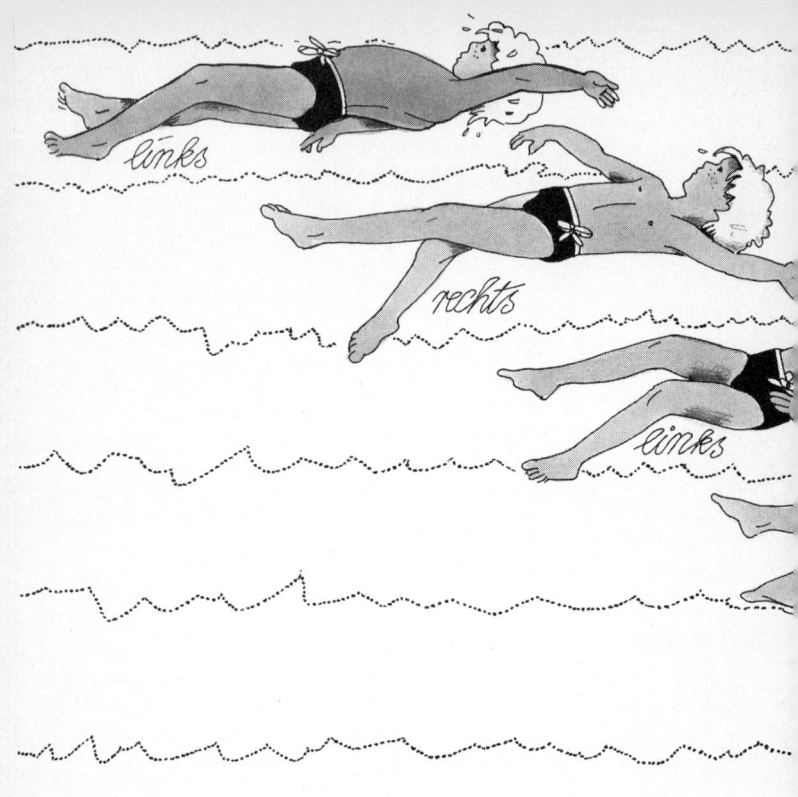

grobe Technik in allen drei wichtigen Schwimmstilen ausprobieren: Rückenkraulen, Kraulen und Brustschwimmen. Schmetterlingtechnik setzt schon viel Kraft und auch Erfahrung voraus, so

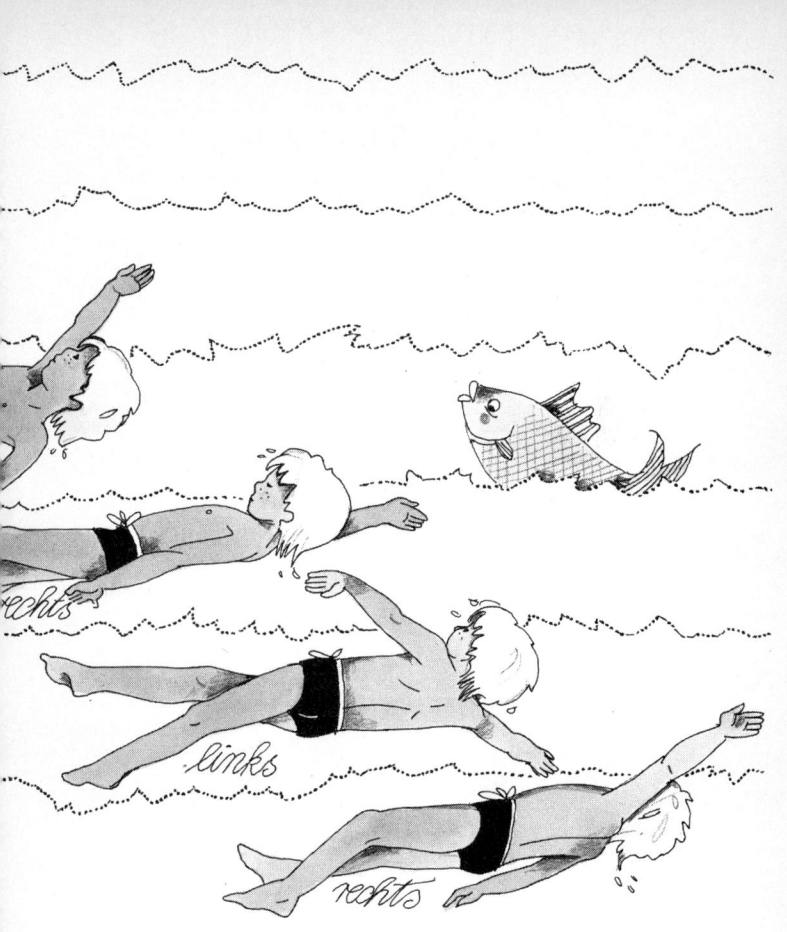

daß wir sie für Kinder bis sechs Jahre noch ganz
weglassen sollten.

Für das Verfeinern der Techniken ist im Schulalter noch Zeit genug.

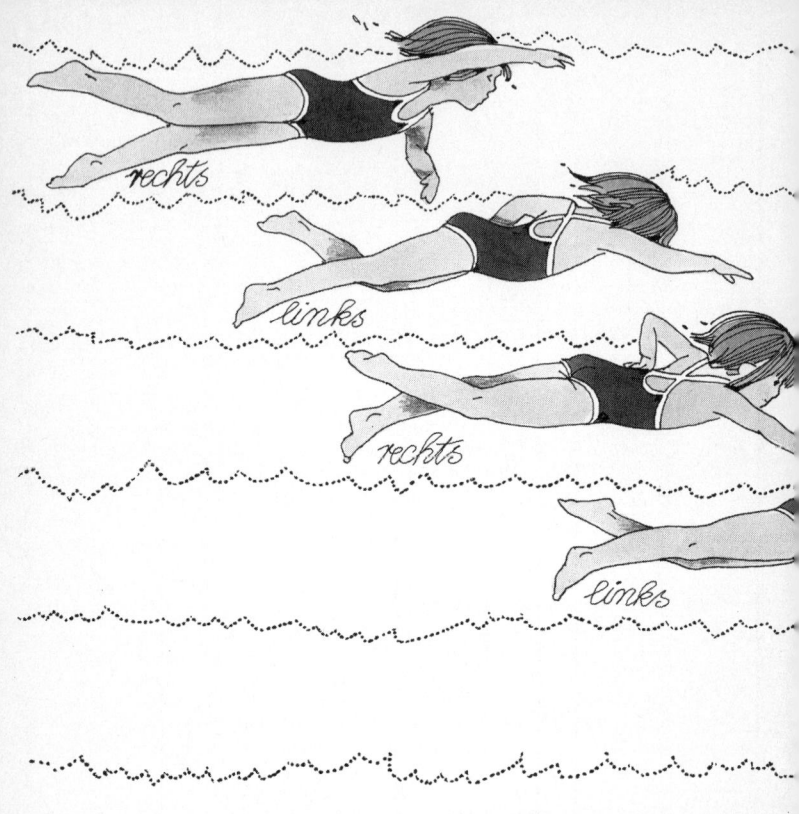

rechts

links

rechts

links

Und: Schwimmflossen sind beim Erlernen des Rückenkraulens und des Kraulens eine gute Hilfe. Außerdem sind Kinder meist ganz wild darauf.

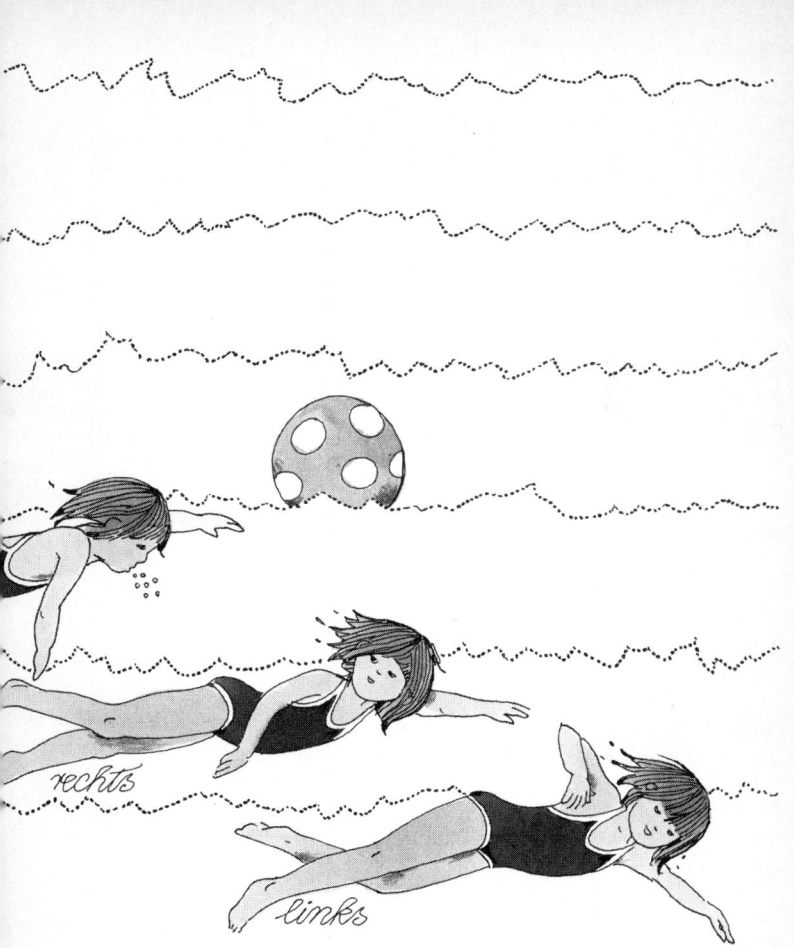

rechts

links

Rückenkraulen

Schon die Babys legen sich – mit Schwimmflügeln
ausgestattet – im Wasser meist zunächst auf den
Rücken. Das und die Tatsache, daß die Beinbewe-

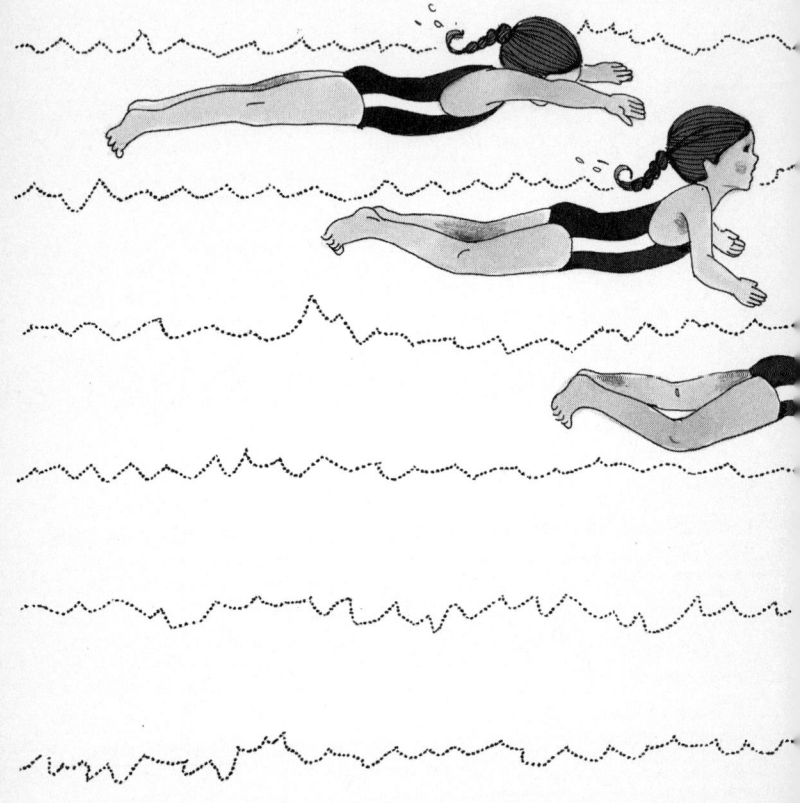

gungen an das Gehen erinnern, machen das Rük-
kenkraulen für die meisten jungen Schwimmschüler zur einfachsten Aufgabe. Darum sollte diese
Technik auch die erste sein.

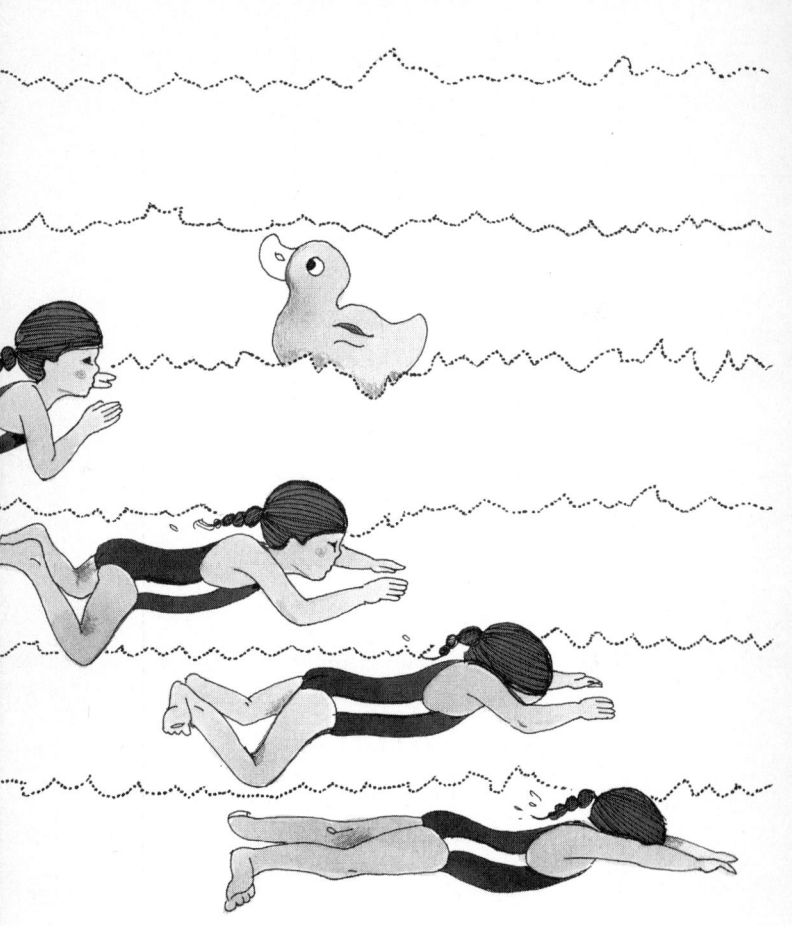

Den Beinschlag können schon Zwei- bis Vierjährige erlernen. Darum haben wir ihn bzw. die Übungen, die zu ihm führen, bereits im Kapitel für diese
Altersgruppe beschrieben (siehe Seite 76).

Das bringt nun den Vorteil, daß die Schwimm-stunden mit Bekanntem beginnen können. Das macht Mut und stärkt das Selbstvertrauen. Jetzt sollten alle diese Übungen und Spiele wiederholt werden.

Dann wird die Armbewegung eingeübt.

1. Der linke Arm schlägt gestreckt rückwärts aufs Wasser, ins Wasser. Die Hand ist ebenfalls ge-streckt, Handrücken oben, kleiner Finger voraus.

2. Während nun der rechte Arm schon aus dem Wasser gezogen wird, zieht der linke, noch ge-streckt, bis zur Schulter zurück.

Den Beinschlag können schon die Dreijährigen erlernen

3. Beim Übergang von der Zug- zur Druckphase wird auf Schulterhöhe der linke Arm etwa in 90° gebeugt.

4. Der Arm wird wieder gestreckt und zum Körper genommen.

5. Der linke Arm wird gestreckt, Handfläche nach unten, aus dem Wasser gehoben.

6. Der linke Arm schnellt nach hinten und leitet den nächsten Schwimmzug ein.

Wie die ganze Phase aussieht und wie der rechte Arm es dem linken stets mit Verzögerung nach-macht, das sehen Sie auf der Doppelseite 106/107, wo wir bereits die koordinierte Bein-Armbewe-gung zeigen. Zunächst also nur auf die Arme ach-ten.

Wenn ein Kind das andere oder Sie das Kind an den Fußgelenken festhalten, kann das andere dann isoliert die Armbewegungen einüben.

Bei dem beschriebenen Bewegungsablauf führt der Körper eine Drehbewegung um seine Längs-achse aus. Ist der linke Arm in 90° gebeugt (Phase 3), so hat die linke Schulter ihren tiefsten Punkt erreicht, bietet also den geringsten Wasserwider-stand. Dann bewegt sich der Körper zum rechten Arm. Hin und her, hin und her...

Die Armbewegungen sollten nun mit der Dreh-bewegung des Körpers koordiniert werden.

Zwei Tips: Der Kopf führt die Drehbewegung. Das Kinn wird zur Brust genommen, ohne in der Hüfte anzuknicken! Und: Hat die Schulter ihren tiefsten Punkt erreicht, hebt sich der Brustkorb im Idealfall leicht aus dem Wasser.

Diese Bewegungsabläufe müssen immer wieder geübt werden, bis sie in Fleisch und Blut übergegangen sind. Das sollte aber nicht in Drill ausarten. Es ist auch spielerisch möglich, etwa so:

Die Kinder ziehen sich, nur mit den Armen kraulend, ohne jede Beinbewegung durch das Wasser. Bleiben die Beine dabei nicht ruhig liegen, regt man an, einen Ball zwischen den Füßen zum anderen Beckenrand zu bringen. Der rutscht sofort ab, wenn die Beine bewegt werden. Oder: Ein Kind legt seine Beine unter die Achseln des anderen. Eins krault nun nur mit den Armen, das andere nur mit den Beinen. Diese siamesischen Zwillinge können nun auch um die Wette schwimmen, wenn mindestens vier Kinder gemeinsam schwimmen lernen.

Ohne Drill immer wieder üben – das geht auch spielerisch

Sind Arm- und Beinbewegungen isoliert zur Routine geworden, sollen beide Bewegungen koordiniert werden.

Wie das aussehen muß, zeigt die Zeichnung auf der Doppelseite 106/107. Können alle Kinder diesen ihren ersten Schwimmstil, sollten Sie Ihre Schwimmschüler nun erst einmal einige Schwimmstunden lang alle möglichen Spiele immer nur in diesem Schwimmstil machen lassen. Ob nun «Hai-Jagd» oder «Knalleffekt», ob nun «Umweltschützer» oder «Wasserratte», die meisten Spiele kann man – wie in anderen Lagen – auch mit der Technik des Rückenkraulens veranstalten.

Kraulschwimmen

Nun soll in der Brustlage gekrault werden. Auch hier beginnt das Lernprogramm für die «alten Hasen» oder besser: die «alten Fische» mit Übungen, die sie schon kennen, mit dem Gleiten und dem Beinschlag. Diese sind auf den Seiten 79 bis 81 beschrieben.

Achten Sie jetzt genau auf die Beinbewegungen. Sie sollen ans «Kicken» beim Fußball erinnern, nicht ans Radfahren. Wie das perfekt aussieht zeigt die Zeichnung auf der Doppelseite 108/109.

Sitzt dieser Bewegungsablauf, wird die Armbewegung isoliert eingeübt:

*Der Krauler muß
zunächst mit den
Händen «Wasser fassen»*

1. Wenn sich der Krauler im Wasser vorwärtsziehen will, muß er zunächst «Wasser fassen». Dabei ist die Hand wie zu einer flachen Schaufel – Finger aneinander – geschlossen. So greift der Krauler mit gestrecktem Arm nach vorn.

2. Der gestreckte Arm zieht die Schulter nach vorn.

3. In Schulterhöhe wird der Arm im Ellenbogen ca. 90° gebeugt.

4. Bis die Hand nahe dem Oberschenkel aus dem Wasser geschwungen wird, drücken Hand und Unterarm das Wasser unter Brustkorb und Bauch nach hinten weg...

5. ... dabei zeigt die Handfläche leicht nach oben.

6. Dieser Nachdruck gibt dem Arm so viel Schwung, daß er – bei hohem Ellenbogen ohne zusätzliche Kraft – locker wieder zum Eintauchpunkt nach vorn schwingt.

Wie das aussieht, läßt sich ebenfalls auf der Zeichnung Seite 108/109 verfolgen.

Nun kommt es auf die richtige Koordination an.

*Das Atmen ist in dieser
Lage gar nicht so einfach*

Der Krauler liegt dann gut im Wasser, wenn er mit dem Kopf in Phase 3 so tief ins Wasser taucht, daß das bis zum Bademützenrand oder bis zum Haaransatz reicht. Die Hüfte soll nicht abgeknickt werden, der Bauch nicht durchhängen.

Die Drehbewegungen um die Längsachse entsprechen denen beim Rückenkraulen. Dabei hat die linke Schulter ihren tiefsten Punkt erreicht, der Schwimmer schaut dabei nach rechts, wenn der linke Ellenbogen am höchsten ist.

Wie beim Rückenschwimmen kommt es auch hier auf die Atmung an. Aber sie ist bei diesem Stil schon ein wenig schwieriger. Es wird ins Wasser ausgeatmet (Phase 4). Wird der Kopf seitlich aus dem Wasser gehoben, wird eingeatmet.

Unsere Zeichnung auf der Doppelseite 108/109 zeigt die Koordination beim sogenannten Sechserbeinschlag. In dieser Altersgruppe sollte man sich auf diese eine Art beschränken.

Die drei wichtigsten Schwimmstile

Auch dieser Stil sollte eine Zeitlang bevorzugt bei den Spielen eingesetzt werden. Aber nun kann auch – zur Abwechslung und Wiederholung – immer einmal wieder das Rückenkraulen «verlangt» werden.

Brustschwimmen

Das Brustschwimmen soll den Abschluß des kurzen Schwimmkurses für die Vier- bis Sechsjährigen bilden.

Zwar lernen viele Kinder im ersten Schwimmkurs nur und damit ja zuerst das Brustschwimmen, trotzdem sind sich sicher alle einig, daß seine Technik viel schwieriger ist als die beiden vorher beschriebenen. Hier werden dann auch oft die meisten Fehler gemacht, die später schwer auszumerzen sind.

Wieder konzentrieren sich die jungen Schwimmschüler zunächst allein auf die Beinbewegungen. Sie üben sie, indem sie sich an der Stange am Rand, an einer Sprosse der Einstiegsleiter oder an ähnlichem festhalten oder indem Sie das Kind an den Händen halten.

Die Technik beim Brustschwimmen ist schwieriger als beim Kraulen

1. Die Beine liegen waagerecht im Wasser. Die Füße sind geschlossen.
2. + 3. Die Fersen werden möglichst weit zum Gesäß gebracht. Unbedingt darauf achten: Nicht die Knie unter den Bauch, sondern die Fersen zum Po! Am Ende dieser Bewegung sind die Knie etwa hüftweit auseinander. Die Fußspitzen sind angezogen und nach außen gerichtet. Nicht grätschen!
4. Die Oberschenkel werden gestreckt, die Knie näher aneinandergedrückt, während die Unterschenkel einen Kreis nach außen schwingen.
5. Die Innenseiten der Unterschenkel und die Füße drücken sich vom Wasser ab.

6. Die Beine liegen wieder gestreckt im Wasser
Dabei ist noch wichtig: Das Anfersen (2 + 3) sollte
langsam, das Abstoßen (5) sollte kraftvoll sein.

Nun werden die Armbewegungen isoliert eingeübt:

1. Die Arme liegen gestreckt nach vorn. Die
Handflächen zeigen nach außen.

2. Die Arme ziehen gestreckt nach außen abwärts
– bis zur Schulterhöhe.

3. Die Ellenbogen werden gebeugt, der Ellenbogen soll dabei nicht hinter der Schulter sein. Die
Hände werden nach oben gebracht – an Brust und
Gesicht vorbei. Dabei hat die Schulter ihren
höchsten Punkt. Es wird eingeatmet.

4.+5. Die Hände schießen nach vorn, die Arme
zielen auf Streckung.

6. Die Arme liegen wieder gestreckt 15–20 cm
unter Wasser.

Beim Gleiten in gestreckter Haltung hält der
Brustschwimmer die Luft an.

Erst wenn die Armbewegungen mit dem Atem
gut koordiniert sind, sollten die jungen Schwimmschüler diese Bewegungen mit den Beinbewegungen koordinieren.

Wie das zusammen aussehen soll, zeigt die
Zeichnung auf den Seiten 110 und 111.

Gerade dieser Schwimmstil muß gründlich geübt werden. Aber auch hier – wie überall – ist jeder
Drill verpönt. Die Kinder dürfen in der Brustlage
auch tauchen. Allein das bringt schon Abwechslung und neuen Anreiz. Dann wieder können
einige der vielen hier beschriebenen Spiele in der
Brustlage gemacht werden. So wird das Üben zugleich lustig oder spannend. Und: Korrekturen
können als guter Tip für Leute, die gewinnen wollen, bestimmt besser angebracht werden als vom
Spiel losgelöste Kritik. Die meisten Kinder sind
leicht zu begeistern, wenn sie bemerken, wieviel
mehr Spielmöglichkeiten und Gewinnchancen
ihnen der neue Schwimmstil eröffnet.

Erste Schwimm-Wettkämpfe

1837 fanden sich Wasserfreunde in Berlin zu einem ersten Schwimmverein zusammen.

1843 gab es die ersten Schwimm-Wettkämpfe: unter englischen Studenten in London.

Seit 1872 wurden sogar englische Meisterschaften ausgetragen. Seit 1885 kennen wir in Deutschland Schwimm-Wettkämpfe. Seit 1896 ist das Schwimmen eine olympische Disziplin.

Schwimmenlernen im Kurs

Haben Eltern zuwenig Zeit, Geduld oder Kenntnisse, um ihren Kindern die Schwimmtechnik zu vermitteln, können diese auch einen Kurs besuchen. Da gibt es meist zwei Möglichkeiten:
- in einer öffentlichen Badeanstalt,
- in einer privaten Schwimmschule.

Die Preise sind sehr unterschiedlich. Private Schwimmschulen im Raum Hamburg z. B. nehmen für 20 Stunden 110 Mark, öffentliche Badeanstalten 70 Mark, jeweils mit einer erwachsenen Begleitperson.

In öffentlichen Bädern werden junge Schwimmschüler manchmal schon im Alter von fünf Jahren in einen Kurs aufgenommen, oft aber erst im Alter von sechs Jahren. In vielen Städten bietet die Deutsche Lebensrettungsgesellschaft (DLRG) Kurse in öffentlichen Bädern an.

Frühestens mit vier Jahren in den Kurs

In privaten Schwimmschulen können meist schon Vierjährige mitmachen.

Die Schwimmpädagogen sind sich darüber einig, daß ein Kind frühestens im Alter von vier Jahren in der Lage ist, eine Technik wie die des Schwimmens zu erfassen und nachzuahmen. Jedenfalls hat es sich gezeigt, daß jüngere Kinder unverhältnismäßig viel mehr Zeit brauchen, ehe sie die Technik halbwegs beherrschen.

Für die Dauer der nötigen Ausbildungszeit ist allerdings nicht allein das Alter des Kindes maß-

117

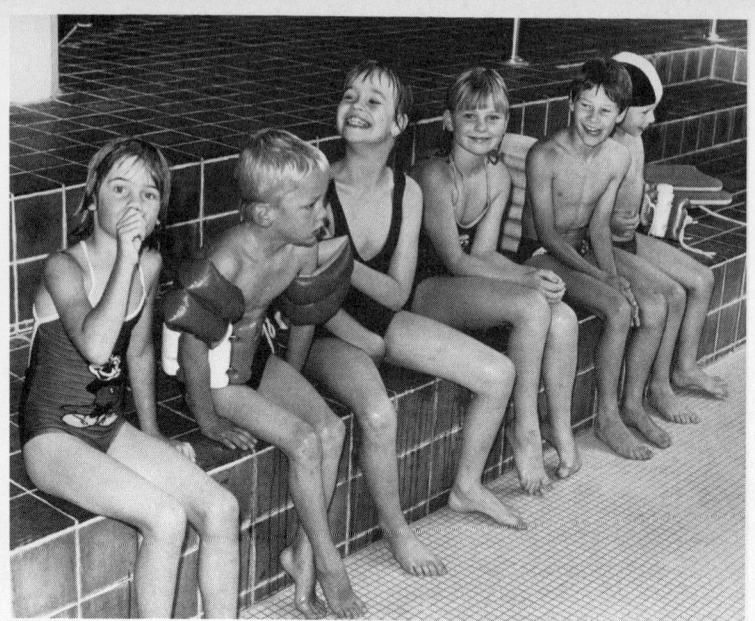

Wenn es schließlich darum geht, im sportlichen Sinne exakt schwimmen zu lernen, empfiehlt sich ein Schwimmkurs. Die Anfänger verschiedenen Alters sind hier zusammengefaßt.

In einer Wassertiefe von 1,35 m lernt sich's am besten

gebend. Für Laien vielleicht überraschend: Die Wassertiefe des Beckens, in dem gelernt wird, wirkt sich ebenfalls entscheidend auf die Ausbildungszeit aus. Heinz Bauermeister, der Gründer der ersten Babyschwimmschule der Welt, untersuchte die Unterschiede, die bei Wassertiefen von 1,35 m und bei 0,90 m auftreten. Brauchen Fünfjährige im Durchschnitt bei 1,35 m Wassertiefe 9 Stunden, so brauchen sie bei 0,90 m schon 11 Stunden, 4½jährige brauchen statt 17 Stunden bei nur 0,90 m 15 Stunden, Vierjährige statt 17 Stunden bei dem niedrigeren Wasser 21 Stunden.

Es ist also schon wichtig, daß Sie sich bei dem Kursleiter danach erkundigen, in welcher Wassertiefe bei ihm gelernt wird, bevor Sie sich für den Kurs entscheiden.

In nahezu allen Anfängerkursen lernen die Kinder nur Brustschwimmen. Es wird seit Jahrzehnten darüber diskutiert, in welchem Schwimmstil Kinder anfangen sollten. Bei Untersuchungen hat sich gezeigt, daß die Kleinen am schnellsten beim Brustschwimmen zu akzeptablen Leistungen kommen.

Wenn wir bei unseren Vorschlägen in diesem Buch die Kraulstile voranstellten, so vor allem darum, weil deren Technik leichter zu vermitteln ist, auch ein wenig darum, weil sie sich aus den vorgeschlagenen Spielen organischer ergeben. Es soll also kein grundsätzliches Votum für einen Anfang in diesen Stilen sein.

Die meisten Schwimmkurse bestehen aus neun bis zehn Stunden. Am Ende steht allerdings nicht das Freischwimmerzeugnis. Der Unterrricht muß ja stets für eine ganze Gruppe von Kindern gegeben werden, und der Unterricht muß sich immer auch an den weniger begabten Kindern orientieren. So werden die Kurse im allgemeinen mit der Frühschwimmer-Prüfung abgeschlossen. Dabei erbringen die Kinder den Nachweis, daß sie 25 m ohne Unterbrechung schwimmen, daß sie vom Beckenrand ins Wasser springen und einen Gegenstand aus schultertiefem Wasser heraufholen können. Wer das schafft, bekommt ein «Seepferdchen», ein Stoffabzeichen, das dann auf die Badehose genäht und stolz getragen wird.

Am Ende das «Seepferdchen» als Lohn

Auch wenn Sie mit Ihrem Kind vom Babyalter an regelmäßig ins Schwimmbad kamen, ist es schön, wenn es vor Schuleintritt dann Gelegenheit bekommt, sein «Seepferdchen» zu machen. Schwimmlehrer in öffentlichen Bädern nehmen die Frühschwimmer-Prüfung auch bei Kindern ab, die keinen Kurs bei ihnen besucht haben.

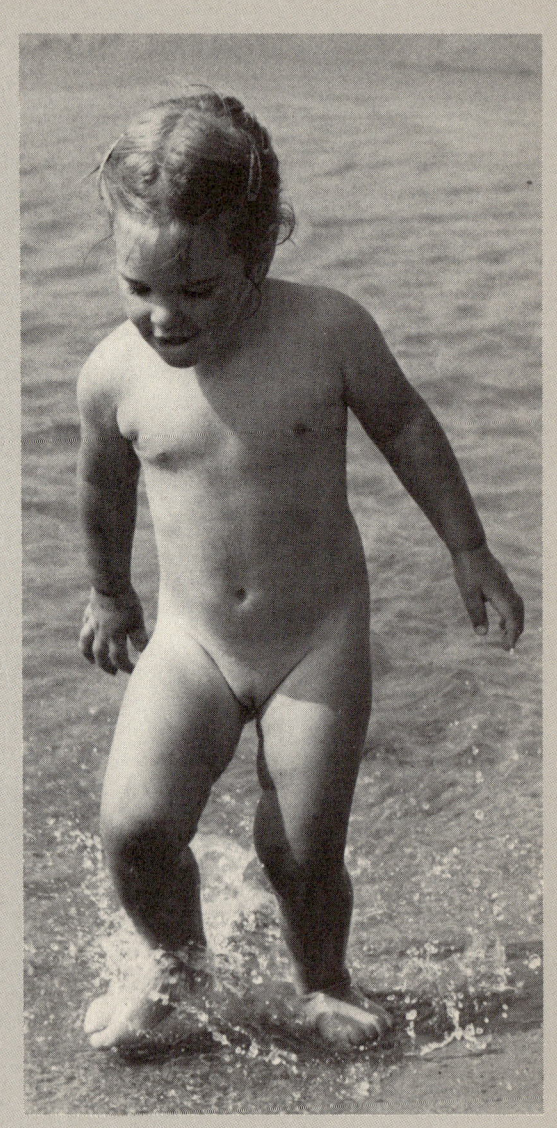

Kapitel 4

Wo finden Kinder
Wasserspaß?

Mit kleinen Kindern ans Meer

Für jeden, der gern schwimmt und badet, ist ein Urlaub am Meer meist das Ziel aller Träume. Das gilt natürlich auch für die Eltern kleiner Kinder, vor allem auch für die Kinder selbst. Buddeln im Sand, Sandburgen bauen, toben am Strand und spielen im Wasser – das sind Ferien für Kinder, die kaum zu übertreffen sind.

Aber kann man bei der Verschmutzung der Meere überhaupt noch zu Badeferien an der See raten?

Man kann. Denn erfreulicherweise sind die meisten Stoffe, mit denen unsere Meere besonders schwer belastet sind, für Badegäste, die ja das Wasser nicht trinken, unbedenklich, etwa Nitrit, Phosphat, Schwermetalle, Pestizide.

Entscheidend für die Qualität des Badewassers der See sind hygienische Aspekte. Das sind vor allem einige Bakterien, die durch kommunale Abwässer oder auch durch den menschlichen Körper selbst ins Meerwasser gelangen. Die können die Badefans dann krank machen.

Die Zeitschrift GEO hat im Sommer 1986, als unsere Nordsee ganz besonders unter Beschuß geraten war, 42 Badeorte an ihren Küsten untersucht. Was der Laie nie erwartet hätte: Fast überall war das Baden unbedenklich. Es gab damals nur ganz wenige Ausnahmen, und zwar:

Cuxhaven, Dangast, Eckwarderhörne, Husum, Vollerwiek und Wremen. Das kann sich an diesen Orten natürlich bis heute schon verändert haben. Wir nennen diese sechs Orte nur, um zu zeigen: Wenn die Bedrohung durch das überbelastete Meer beschworen wird, so hat das sehr viel mit dem Tier- und Pflanzenleben im Meer zu tun, kaum aber etwas mit der Badewasserqualität.

Um das herauszufinden, mußte GEO natürlich chemische Untersuchungsinstitute bemühen. Denn Bakterien sind für unsere Augen ja nun einmal nicht zu erkennen.

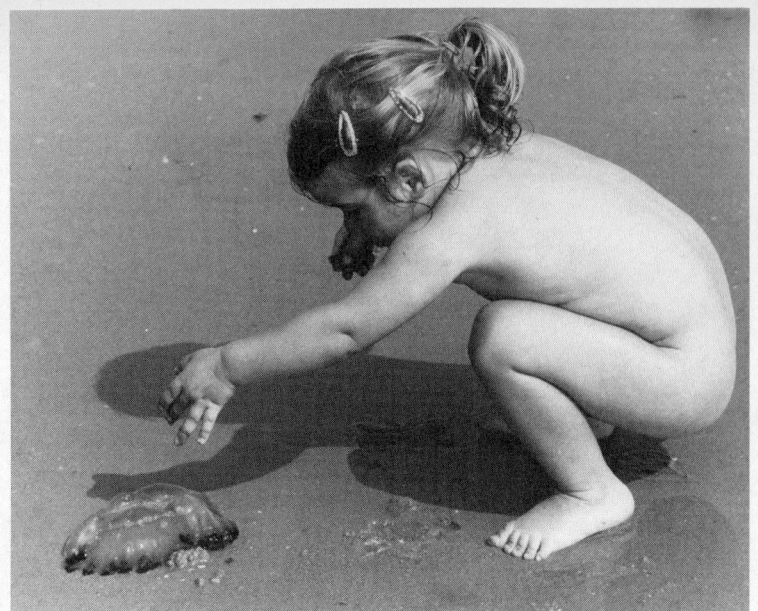

Erste Begegnung mit einer Qualle. Schön ist, wenn neben dem Bade- und Buddelspaß noch Zeit bleibt, die fremde Welt des Meeres zu entdecken.

Die einzige Verschmutzung, die den Badenden selbst auffallen kann und die das Badewasser beeinträchtig, ist das Öl. Selbst wenn es nur in unbedenklicher Menge am Strand zu finden ist, bremst es das Badevergnügen.

Übrigens: Ölverschmutzte Füße reinigt man am besten mit Benzin.

Die schönsten Kinderstrände in Europa

Die Kinder fühlen sich nicht an allen Stränden gleich wohl, weil sie eben nicht überall gleich viele Möglichkeiten zum Spielen und Toben haben.

So ist ein Strand für Kinder eine Lust:
• Der Ferienort hat einen breiten und / oder einen langen Sandstrand. Der Sand sollte allerdings nicht so pulverig fein sein, daß jeder Windhauch ihn auch in die letzte Hautfalte weht – dann wird er vor allem Kindern lästig.

123

• Das Land geht ganz allmählich ins Meer über, das Wasser ist also ein ganzes Stück weit noch seicht genug für kleine Kinder.

• Es gibt keine gefährlichen Strömungen in Küstennähe.

• Der Strand ist gepflegt; er wird zum Beispiel täglich von unserem Zivilisationsmüll (und das heißt ja zum Beispiel auch von Scherben!) befreit.

• Das Wasser ist nicht überdurchschnittlich verschmutzt (Öl, Tang...).

• Ideal ist es, wenn zudem noch interessante Kinderspielplätze in Strandnähe sind.

Wer diese Merkmale liest, weiß: Kaum irgendwo in der Welt gibt es so viele Ferienorte, die diese Ansprüche erfüllen wie in der Bundesrepublik Deutschland.

An der Nordsee zum Beispiel muß es überall flache, also kindergeeignete Strände geben, denn sie entstand ja dadurch, daß das Schmelzwasser der letzten Eiszeitgletscher ein recht ebenes Land überspülte. Wo flache Strände sind, wird besonders viel Sand angeschwemmt, und die nordfriesischen Inseln sind ja allesamt im Grunde riesige und vom Menschen befestigte Sandbänke.

Zudem gelten die deutschen Strände als besonders gepflegt und sauber.

Sie wären also geradezu ein Paradies für kleine Kinder, wenn wir immer schön warme Sommer hätten. Kleine Kinder sind aber besonders kälteempfindlich, und das Reizklima an der Nordsee bekommt den meisten Babys nicht besonders gut. Für Schulkinder ist es dagegen hervorragend geeignet, die Widerstandskraft zu erhöhen. Und: Vielen Asthmatikern bringt gerade das Nordseeklima Linderung.

Wenn man diesen Wettervorbehalt bedenkt, können die Strände an Nord- und Ostsee für Kinder nur empfohlen werden. Der ADAC hat die wichtigsten Badeplätze in ganz Europa inspiziert und dabei auch die für die Kinder wichtigen

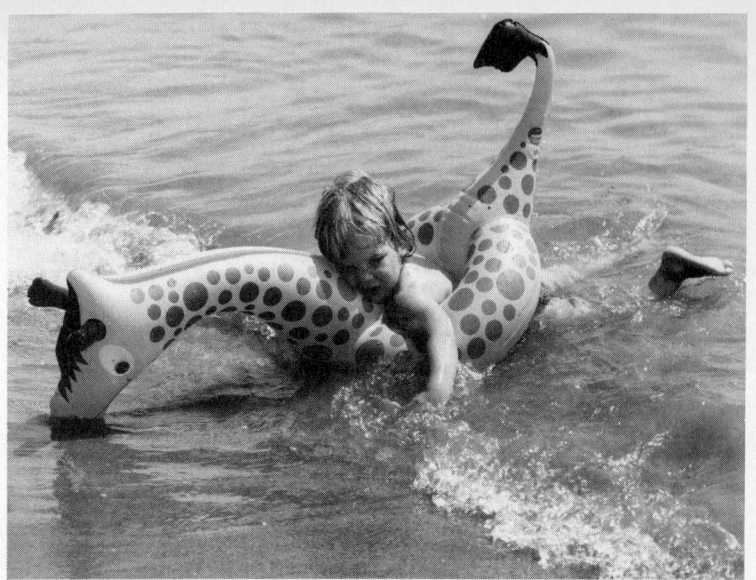

Aspekte berücksichtigt. Die für sie empfehlenswerten erhielten das Prädikat «kindergeeignet». Zwar fand die ADAC-Inspektion schon 1980 statt, aber die genannten Merkmale gehören ja – mit Ausnahme der Wasserverschmutzung und der Strandhygiene – zu den unveränderlichen. Und zu den beiden veränderlichen Merkmalen geben wir Ihnen zusätzliche Informationen aus den Jahren bis 1987. Außerdem finden Sie immer wieder einmal wichtige Hinweise zu dieser Frage in der aktuellen Tagespresse.

An der Nordsee empfiehlt der ADAC:

Schwimmtiere sind immer auch eine «unauffällige» Schwimmhilfe für kleine Kinder. Trotzdem sollten Eltern Kinder unter zehn Jahren nicht aus den Augen lassen.

Insel Amrum
Insel Baltrum
Insel Borkum
Carolinensiel / Harlesiel
Cuxhaven
Halbinsel Eiderstedt
Husum
Insel Juist

Norden-Norddeich
Insel Norderney
Insel Nordstrand
Insel Spiekeroog
Insel Sylt (mit wenigen Ausnahmen)
Varel / Dangast
Insel Wangerooge
Land Wursten

Dazu wäre noch zu sagen:

Auf *Amrum* gibt es im Sommer Freizeithelfer, die sich intensiv um die Kurgastkinder kümmern. Sie regen zu Spiel- und Bastelnachmittagen an, spielen mit den Jungen und Mädchen Gutenachtgeschichten am Strand, basteln mit ihnen Handpuppen, um danach Puppenspiele mit ihnen einzuüben. Dann und wann gibt es für die größeren auch Nachtwanderungen mit Würstchenessen. Dieser Service ist kostenlos. Er gibt Eltern Gelegenheit,

auch einmal ein paar Stunden mit sich allein zu sein, und Kindern, andere Gleichaltrige kennenzulernen. Außerdem organisiert die Kurverwaltung einen Babysitterdienst.

Auch *Baltrums* Kinderprogramm kann sich sehen lassen: Es gibt Kinderstrandfeste mit Spielen, Wettbewerben und Lampionumzügen, Dünensingen zur Klampfe, bei schlechtem Wetter Kinderfilme und Spielkreise. Auch hier wird ein Babysitterdienst organisiert.

Borkum bietet Reitstunden und Ponyreiten für Kinder und Pferdekutschfahrten, jede Woche Rollerrennen am Strand, Kinderkurkonzerte und Lampionumzüge.

Auf *Wangerooge* schlägt man dem Wetter mit einem besonders auch für Kinder gutgeeigneten Meerwasser-Hallen-Freizeitbad ein Schnippchen. Da können sich die Kleinen im Planschbecken austoben, die größeren im Nichtschwimmerbereich fröhliche Spiele machen, die lange Rutschbahn runtersausen, sich an der Wasserkanone freuen. Auch die Gegenstromanlage begeistert viele. Ansonsten locken Pferdekutschfahrten, Ponyreiten und das Haus des kleinen Kurgastes, in dem es einen Spielhof und einen großen Spielraum gibt. Jede Woche wird ein Burgenbau-Wettbewerb veranstaltet, und am ersten Wochenende sowohl im Juli wie auch im August wird das große Leuchtturmfest gefeiert mit Spielen und vielen Überraschungen.

In St. Peter-Ording an der Westküste der *Halbinsel Eiderstedt* können Sie Ihre Kinder stunden-

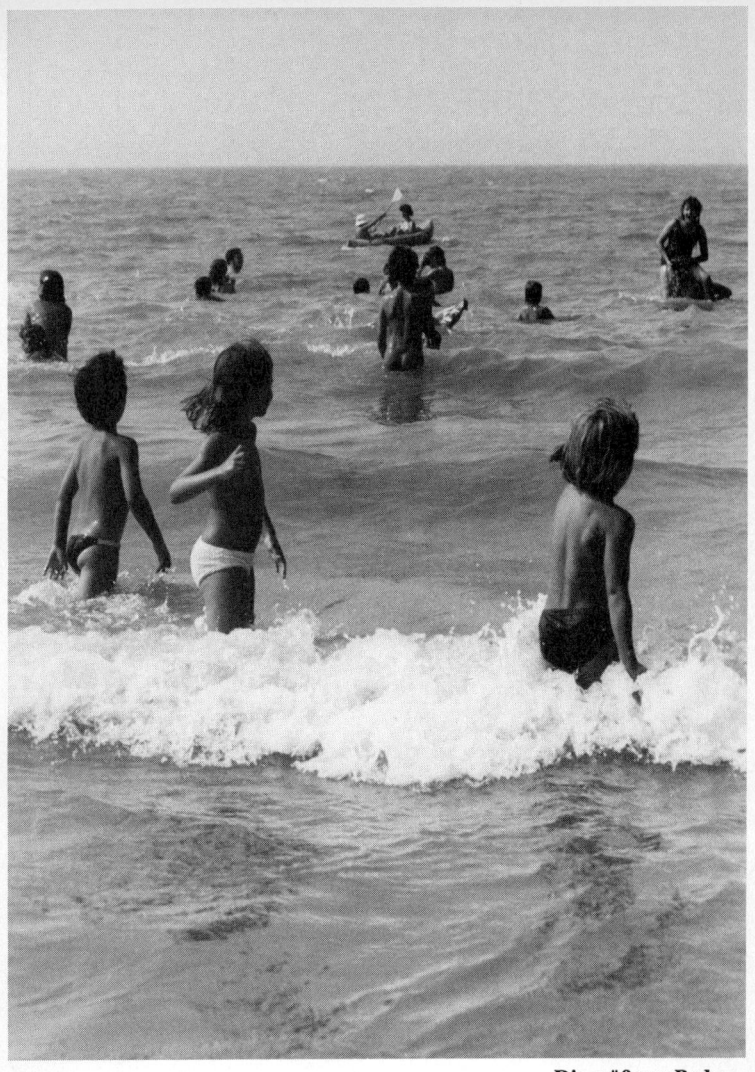

Die größeren Bade-
nixen und Wassermän-
ner lieben Mannschafts-
spiele. Dazu brauchen
die meisten allerdings
einen Spielleiter.

weise Kindergärtnerinnen im Kurmittelhaus an-
vertrauen. Außerdem gibt es dort auch viele Kin-
der-Veranstaltungen.

An der Ostsee empfiehlt der ADAC:

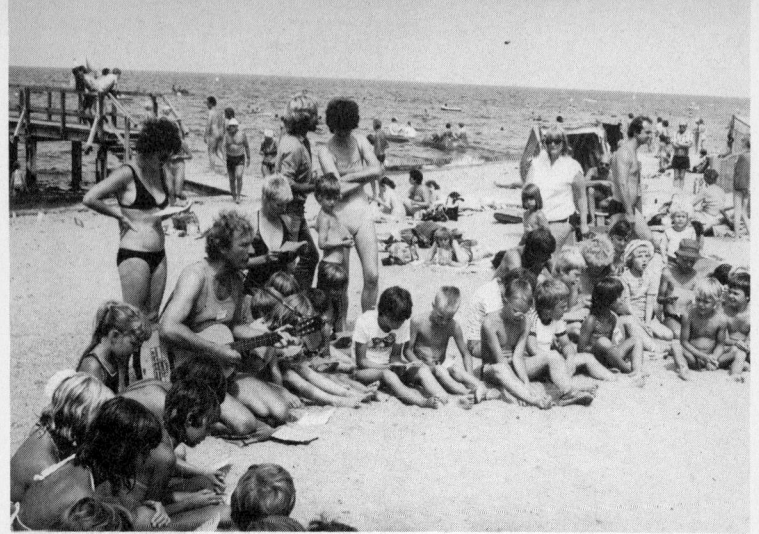

«Singen am Landungs-
steg» ist einer der vielen
Programmpunkte, die
den kleinen Gästen von
«Animateuren» ange-
boten werden, hier am
Weißenhäuser Strand.

*Kinderstrände an der
deutschen Ostsee*

Behrensdorf
Insel Fehmarn
Gammeldamm/Falshöft
Geltinger Bucht
Glücksburg
Howacht
Kronsgaard
Langballig
Maasholm/Hasselberg

Schönberg
Schönhagen/Schy-
strand
Sehlendorfer Strand
Sierksdorf
Strande
Timmendorfer
Strand/Niendorf
Travemünde

Dazu wäre noch zu sagen:

Nicht genannt wird dabei der *Weißenhäuser
Strand*, der vom ADAC wegen mangelhafter
Strandreinigung viele Minuspunkte erhielt und
auch durch weite Wege zum Strand. Inzwischen
sind diese Minuspunkte aber längst beseitigt: Der
Strand ist auffallend sauber. Und das Feriendorf
wuchs in den vergangenen Jahren so nahe zum
Strand, daß heute Wege zwischen 150 m und 400 m
die Regel sind.

Der Weißenhäuser Strand hat Kindern sonst
noch viel zu bieten. Vor allem ist das überdachte

Dünenbad zu nennen (siehe dazu mehr im nächsten Kapitel über die Spaßbäder). Am Strand werden die Kinder von Freizeithelfern zum Singen, Malen und Spielen animiert.

Schönberg macht vor allem etwas älteren Jungen und Mädchen viele Angebote. Jede Woche können sie – mal mit, mal ohne Eltern – an einem Ausflug in die nähere Umgebung teilnehmen. Da geht es zum Ponyreiten zum Ponyhof, zum Bauernhof mit Joghurt-Pause oder zur Räucherkate mit Wurstprobe. Zwischendurch werden auf Wiesen herrliche Spiele gespielt, solche, die kaum einer kennt, aber jeder kann, wie Gummistiefel-Weitwerfen.

Für Dänemark gilt der Wettervorbehalt ebenso wie für die deutsche Nord- und Ostseeküste. Doch dort haben sich die Ferienorte für Kinder kein so attraktives Kinderprogramm ausgedacht. Und noch ein Problem kommt hinzu: Trotz vieler Traumstrände gibt es kaum ein Badeleben. Das könnte natürlich ein Vorteil sein. Aber leider heißt das auch: Oftmals sind keine Toiletten in Strandnähe. Und viele Strände werden einfach zu selten gereinigt. Da kann es dann passieren, daß Scherben oder scharfkantig abgeschnittene Konservendosen-Deckel herumliegen, eine große Gefahr für die kleinen empfindlichen Kinderfüße.

Außerdem lieben die Dänen ihren Strand, wie ihn die Natur schuf und auch heute noch schafft, und sie verstehen gar nicht, wieso zum Beispiel Tang die Badefreuden mindern sollte. Und was für die Kleinen manchmal ebenso betrüblich ist: Auf den Bau von Strandburgen reagieren die Dänen meist geradezu allergisch.

Vielen Eltern werden das mit Blick auf die Kinder zu viele Minuspunkte sein.

Wer das alles gern in Kauf nehmen will für die oftmals herrliche Ruhe, wer vielleicht auch seinen Hund mit in die Ferien nehmen möchte (in Dänemark fast überall am Strand erlaubt!), könnte zwischen folgenden Stränden wählen, die der ADAC als kindergeeignet empfiehlt:

Ålbaek / Hulsig
Blåvand + Vejers
Blokhus
Ebeltoft
Insel Falster
Insel Fanø
Henne Strand
Hornbaek

Insel Laesø
Liseleje
Løkken
Mols
Reersø
Insel Rømø
Tisvilde

Die feuchten und kühlen Sommer, die an Nord-
und Ostsee zwar gar nicht die Regel, wohl aber immer auch in die Reise-Überlegungen einzubezie-
hen sind, ziehen viele Eltern mit kleinen Kindern
immer wieder nach Italien. Kein Wunder: Dort
scheint die Sonne gleichsam im Preis inbegriffen.

Kinderstrände in Italien Der ADAC nennt vor allem an der Adria und an
der Riviera viele kindergeeignete Strände:

Alassio
Bocca di Magra
Celle di Ligure
Cérvia
Diano Marina
Finale Ligure
Grado
Lacona
Le Rocchette
Lido degli Estensi
Lido delle Nazioni
Lido di Camaiore
Lido di Spina
Lido di Tarquinia
Lido di Venézia
Lido di Volano
Marina di Carrara
Marina di Castagneto /
Donoratico

Marina di Ravenna
Marina Romea
Marina di Torre
del Lago
Marina di Vasto
Milano Marittima
Moneglia
Pescara
Pineto
Populonia
Porto Garibaldi
Roseto degli
Abruzzi
Rosolina Mare
San Benedetto del
Tronto
Silvi Marina
Tirrenia
Tortoreto Lido

Nicht erwähnt ist in dieser Liste *Bibione*, sicher
aber nur darum noch nicht, weil der Strand 1980
noch nicht überall erschlossen war, weil also hier
und da Toiletten fehlten und andere Strandeinrich-
tungen, die für Eltern mit Kindern nun einmal
wichtig sind. Es geht zwar allgemein recht lebhaft
(und dadurch auch laut) zu in Bibione, aber es hat
gerade Kindern viel zu bieten: Neben einem herrlichen Sandstrand, der flach ins Meer übergeht:

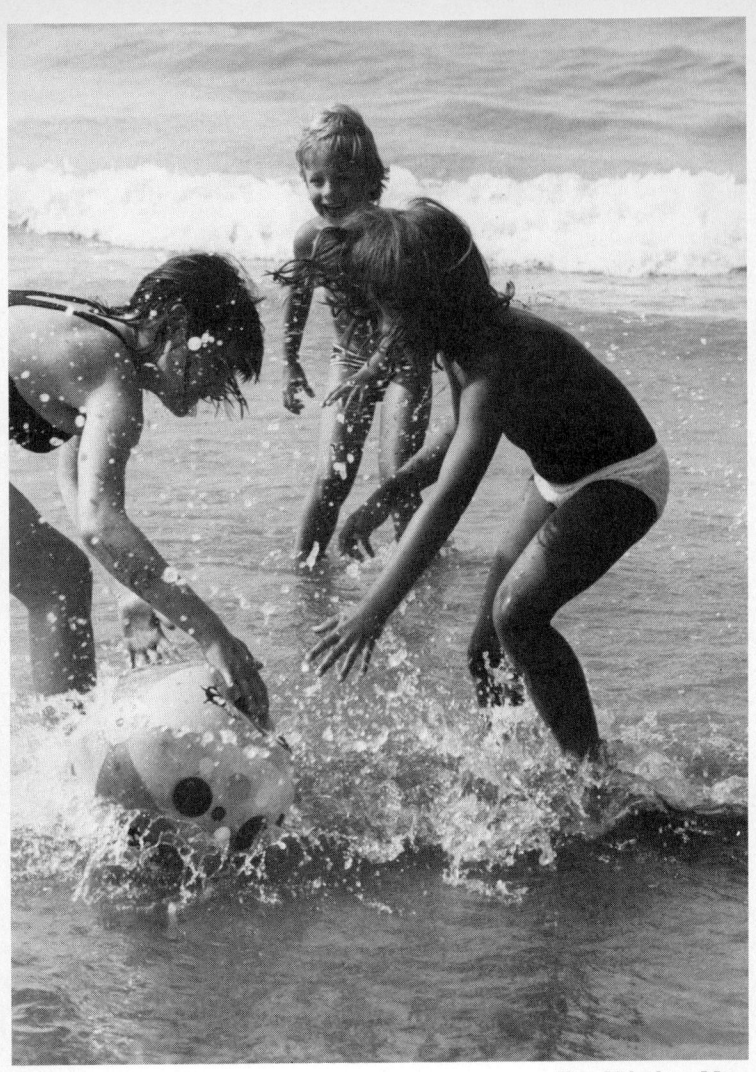

Weite Teile des acht Kilometer langen und bis zu 300 m breiten Strandes sind als Spielplätze reserviert, manchmal auch festgetreten zu Volley- oder Basketball-Feldern, manchmal ausgestattet mit Schaukeln, Rutschen, Tischtennisplätzen. Auch

Zum Urlaub am Meer gehört auch etwas Wasserspielzeug. Ein absolutes Muß ist der aufblasbare Ball, der sich auf dem Wasser leicht bewegen läßt.

das Feuerwerk und der Luna-Vergnügungspark
sorgen für Abwechslung.

Marina Romea, in der ADAC-Liste enthalten,
bietet ähnlich geartete Spielplätze für Kinder am
Strand, dazu noch Kinderparks, wo viele verschie-
dene Spiele gemacht werden können.

Ähnliche Wettergarantien dürfen Urlauber auch
in Spanien erwarten. Die meist steil abfallende At-
lantik-Küste Spaniens (und Portugals) ist für Kinder allerdings denkbar ungeeignet. Sie sollten

*Kinderstrände in
Spanien*

darum zwischen den vielen geeigneten Mittel-
meerorten wählen. Der ADAC empfiehlt da:

Alcocéber	Las Fuentes
Bahia de Casares	L'Escala
Benidorm	L'Estartit
Buenas Noches	Playa del Perelló
Calpe	Playa del Recati
Camp de Mar	Roquetes de Mar
Castelldefels	Santa Pola
Comarruga	Sant Telm
Cullera	(Mallorca)
Guardamar del Segura	Tarragona
La Manga del	Torredembarra
Mar Menor	

**Eimer, Schaufel,
Harke, Sieb, das sind
Spielzeuge für Sand und
Wasser zugleich. Das
Material muß bruchfest
sein (denn Bruchkanten
sind scharfe Kanten!)
und schadstoffarm.
Diese solide Garnitur
kommt von spielstabil.**

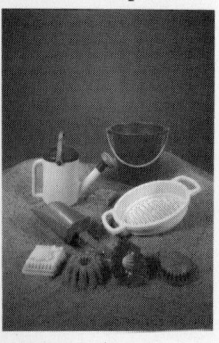

Jahrelang war die Mittelmeerküste Spaniens
wegen starker Verschmutzung des Wassers und des
Strandes verrufen. Doch mittlerweile haben die
Spanier eine Menge getan, dieses Minus zu beseitigen. Vor allem wurden die nötigen Kläranlagen
gebaut. Heute sind die Strände Spaniens nicht
mehr überdurchschnittlich verschmutzt. «Wasser-
klares» Wasser kann man wohl nirgendwo mehr
erwarten am Mittelmeer.

Wer die Ruhe sucht, könnte immer noch *Guada-
mar del Segura* wählen, ein beschauliches Fischerdorf mit 15 km Sandstrand, bis zu dreißig Meter
breit, gesäumt von Pinienhainen und Eukalyptus-
alleen, die Schatten spenden. Da es nur relativ wenig Hotels gibt, lohnt der Ort als Reiseziel für Pau-
schalreise-Unternehmen kaum. Darum sind hier
die Individualisten unter sich. Es gibt aber Cam-
pingplätze.

Viele schwärmen von der romantischen jugoslawischen Küste und preisen sie als schönste des Mittelmeeres überhaupt. Vor allem verborgene Felsbuchten haben ihr diesen Ruf eingetragen. Aber Steilküsten und Kieselstrände lassen auf steil abfallendes Wasser schließen, das ja für Kinder weniger geeignet ist. Das gilt allerdings nicht durchweg. So fallen die Kieselstrände der Insel Krk ganz sacht ins Meer. Sicher aber ist: Wer mit Kindern an die jugoslawischen Strände möchte, muß besonders darauf achten, ob sie überhaupt für Kinder geeignet sind. Und er muß bedenken: Sand ist Mangelware in Jugoslawien. Der ADAC empfiehlt als kindergeeignet:

Baška Voda	Pical
Biograd	Portorož
Brela	Povljana
Budva	Primošten
Crvena Luka	Pula
Gradac	Punta Skala
Igalo/Herceg-Novi	Šibenik
Igrane Živogošće	Slano
Jelsa	Starigrad-Paklenica
Lopar	Supetar
Makarska	Sutomore
Mali Lošinj	Trogir
Monsena	Ulcinj
Murter/Novalja	Umag
Pag	Vodice

Sand gibt es aber überall wenig in Jugoslawien. Eine große Ausnahme ist *Ulcinj*, nahe der albanischen Grenze. Velika Plaza, der Hauptstrand, ist zwar fünf Kilometer vom Ort entfernt, aber es verkehrt regelmäßig ein Bus dorthin. Er ist volle zehn Kilometer lang und bis zu 100 m breit. Der Übergang in sehr sauberes Wasser ist sehr sanft. Noch im Oktober hat das Wasser hier meist um die 20 °C. Aber Kinder können hier in jedem Alter nur unter Aufsicht baden. Es gibt dort nämlich heimtückische Strömungen. Es gibt eine Menge Spielgeräte im Sand, der übrigens leicht radioaktiv ist, was als Heilmittel gegen Rheuma gepriesen wird.

Der heiße Tip für Eltern mit kleinen Kindern ist

Wo finden Kinder
Wasserspaß?

nach wie vor die Schwarzmeerküste von Rumänien und Bulgarien. Während es an der Ostküste des Schwarzen Meeres, die zur Sowjetunion gehört, Steine wie Sand am Meer gibt, dehnen sich hier im Westen kilometerweit herrlich breite Sandstrände aus, die ganz flach ins Meer übergehen. Ein wahrer Paradies-Strand für Kinder. Auch wichtig: Trotz ohnehin preiswerter Angebote geben Pauschal-Reiseunternehmen hier die höchsten Kinderrabatte. Und: Fast alle Hotels bieten Ihnen deutschsprechende Babysitter an. Schließlich gibt es auch Kinderprogramme am Strand.

Kinderstrände in Rumänien und Bulgarien

Einziger Minuspunkt: Da diese Vorteile sehr viele Eltern überzeugen, sind alle Strände dicht besetzt und lebhaft. Wer richtig Ruhe sucht, müßte hier enttäuscht werden.

In Bulgarien sind vor allem *Varna* und der nahe Varna beginnende Goldstrand beliebt. In Rumänien schießen *Mamaia*, 5 km von Constanza entfernt, und die Touristenstadt *Magalie Nord* mit den Bädern Neptun, Venus, Saturn, Jupiter und Aurora den Vogel ab.

Zu Rumänien ist allerdings zu sagen: Die Versorgungslage hat sich erheblich verschlechtert. Da kann es durchaus passieren, daß Sie eine halbe Stunde lang geduldig in einer langen Schlange ausgeharrt haben, und wären Sie endlich dran, gibt es leider keine Äpfel, keine Würstchen oder kein Eis mehr. Dann tröstet Kinder auch der für sie paradiesisch schöne Strand nicht.

Alle Strände, die hier genannt wurden, sind einzig unter dem Aspekt «kindergeeignet» ausgesucht. Für Sie aber ist das nur der erste Aspekt. Unter diesen Orten müssen Sie dann diejenigen herausfinden, die nun auch Ihre eigenen Interessen befriedigen können.

Berücksichtigen Sie im Urlaub aber auch Ihre eigenen Interessen!

Ein Beispiel: Sie schwimmen leidenschaftlich gern und möchten sich manchmal in der Aufsicht der Kinder ablösen, damit Sie, wenn Sie «frei» haben, dann auch einmal nach Herzenslust schwimmen können. Wenn Sie nun zum Beispiel ins jugoslawische Lopar führen, wären Sie sicher schwer

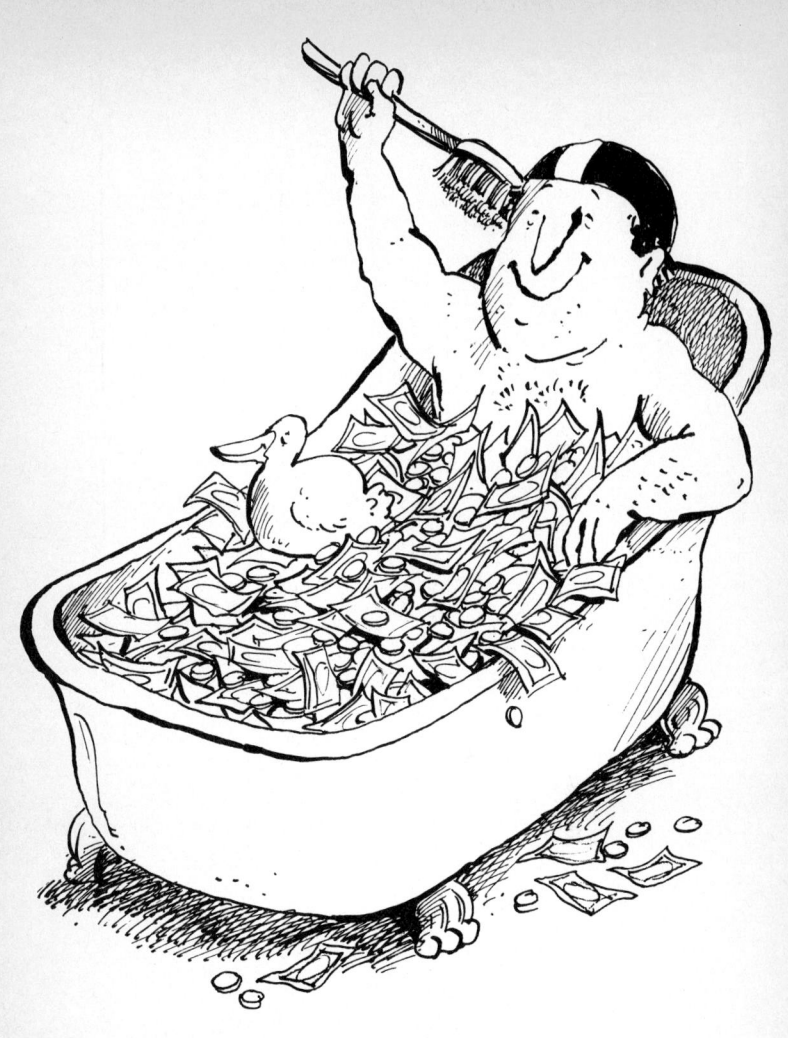

Es soll Menschen geben, . . .

...die schwimmen im Geld. Das sind wohl eher Erwachsene als Babys. Und ob diese Art von Schwimmen immer vergnüglich ist, das mag dahingestellt sein.

Was man jedoch bestimmt lernen kann – ist die Methode, wie man sein Geld langsam aber sicher vermehren kann.

 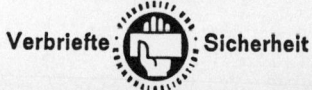

enttäuscht. Denn bei Niedrigwasser können Sie bestenfalls Wasserspaziergänge machen, aber keinerlei Wassersport betreiben, weil die Wassertiefe erst ganz, ganz allmählich steigt. Ähnlich im italienischen Grado: Erst nach 150 m erreicht die Wassertiefe einen Meter. Da kann einem schon die Lust am Schwimmen vergehen!

In Alassio/Italien zum Beispiel wird ein Meter Meerestiefe immerhin schon nach 30 m erreicht. Das könnte als idealer Kompromiß für schwimmbegeisterte Eltern mit kleinen Kindern angesehen werden.

Bei dieser Auswahl ist natürlich die Gelegenheit zum Wasserskifahren oder Surfen, Segeln, Angeln oder Tauchen ebenfalls nicht berücksichtigt. Solche Angaben finden Sie aber in allen Reiseprospekten, so daß Sie dort dann nach dieser ADAC-Vorauswahl die für Sie geeigneten Orte finden können.

Als Bade-Ferienland ist Holland ein Sonderfall. Weil Petrus Badefans hier ganz oft einen Strich durch ihre Rechnung macht, haben die Holländer acht große Center-Parcs eingerichtet, die alle gleichen Standard haben: In landschaftlich schöner Gegend liegt ein Park mit Bungalows, Einkaufsmöglichkeiten und riesigem Parkplatz, und in der Mitte liegt das tropische Badeparadies sozusagen im Mammut-Gewächshaus mit beständig 29 °C. Da wachsen exotische Pflanzen, sogar Bananen. Für das Badevergnügen sorgen stets: Wellenbad, Wildwasserbahn, Riesenrutsche, Hot-Whirlpool. Kinderbecken und Strudelpilze. Sauna, Dampfbad und Solarium laden zur Entspannung ein, Eisbar, Cafeterias und Snackbar bieten begehrte Genüsse.

Einen Prospekt über alle Center-Parcs in Holland bekommen Sie in den DER-, Kaufhof- und Hertie-Reisebüros. Haben Sie keins in Ihrer Nähe, schreiben Sie an:

Deutsches Center-Parcs-Büro
Hohenstaufenring 76–78
5000 Köln 1
Und wenn Sie anrufen wollen: 0221/219355.

Kinderfragen am Meer

Wenn Kinder das Meer zum erstenmal bewußt erleben, kommen sie oft aus dem Staunen gar nicht
mehr heraus. Soviel Wasser! Iiii, das ist ja salzig!
Schau, die Sonne fällt ins Meer!... Neugierige,
das heißt also wißbegierige Kinder, werden dann
auch Fragen stellen. Damit Sie festen Boden unter
den Füßen behalten und nicht ins Schwimmen
kommen, wenn die Flut der Fragen über Sie her-
einbricht, wollen wir die Fragen, die am häufigsten
gestellt werden, so beantworten, daß Ihr Kind die
Antworten auch verstehen kann.

Woher kommt das Salz im Meer?

*Sogar aus dem
Süßwasser der Flüsse
kommt Salz ins Meer*

Es ist ein großes Glück, daß Salz im Meer ist. Denn
die Pflanzen, die da wachsen, die brauchen das
Salz zum Leben. Bekämen sie kein Salz, könnten
sie nicht leben. Also gäbe es bei uns gar keine
Pflanzen im Meer. Und da viele Meerestiere von
den Meerespflanzen leben, gäbe es dann auch
gleich keine Tiere im Meer. (Tiere, die sich nicht
vegetarisch ernähren, leben von Tieren, die das
tun!)

Woher aber kommt denn nun das Salz? Das
Meer selbst spült sich einen Teil davon aus dem
Meeresboden heraus. Auch die Flüsse bringen
Salz mit. Das ist zwar so wenig, daß man das beim
Flußwasser gar nicht schmeckt – darum heißt es ja
auch Süßwasser! –, aber aus winzigen Mengen
sammelt sich dann eine Menge. Denn wenn Wasser des Meeres verdunstet, verdunstet das Salz
nicht mit.

Der Salzgehalt der verschiedenen Meere ist unterschiedlich hoch, in der Nordsee beträgt er etwa

34‰, in der Ostsee nimmt er vom Norden mit ebenfalls 34‰ zum Süden hin bis auf 8‰ ab. Ist aber wieder zuviel Salz im Meerwasser, dann kann es da auch kein Leben geben. Daher hat das Tote Meer, bei dem der Salzgehalt bis zu 26% beträgt, auch seinen Namen.

Warum läuft das Meer nicht über?

Auf so eine Frage kann wohl nur ein Kind kommen, wenn es an der Mündung eines Flusses steht und sieht, wie immer mehr Wasser in den Ozean mündet. Alle Flüsse bringen ja wirklich unentwegt Wasser zum Meer. Wie kommt es dann, daß die Höhe des Wasserspiegels – von Ebbe und Flut einmal abgesehen – immer so in etwa gleichbleibt? Weil immer etwa gleich viel Wasser im Meer verdunstet wie die Flüsse Nachschub bringen.

Was heißt verdunsten? Wenn die Sonne auf die riesige Wasserfläche scheint, wird das Wasser warm. Und wie beim Kochen Wasserdampf entsteht, Wasser also verdampft, so daß es weniger Wasser wird, so steigt so etwas Ähnliches wie Dampf durch die Sonnenwärme über dem Meer auf. Nur kocht das Meer nicht, und darum ist es kein Dampf, sondern nur Dunst, den man kaum sehen kann.

Was heißt verdunsten? Und wo bleibt der Wasserdunst?

Und wo bleibt der Wasserdunst? Er steigt auf, ganz hoch, dahin, wo wir den Himmel sehen. Dort ist es ganz kalt. Da wird der Dunst zu Wolken verdichtet. Und aus diesen Wolken wird es dann später irgendwo regnen oder schneien. Das Regenwasser oder das Schneeschmelzwasser fällt entweder gleich wieder ins Meer, in die Flüsse oder aber in die Erde, wo es die Flußquellen speist. Die Flüsse bringen dann das Wasser wieder zum Meer... Und so bleibt immer gleich viel Wasser auf der Erde, das sich nur immer an verschiedenen Stellen seines Kreislaufs befindet.

Woher kommt der viele Sand?

Sand ist ganz fein gemahlenes Gestein. Stetig reiben die Bäche und Flüsse auf ihrem langen Weg, wenn sie über Kiesel, Geröll oder Felsen fließen, winzige Teilchen von den Steinen ab. Und diese klitzekleinen Teile vom Stein, den Sand, den bringen die Flüsse zum Meer mit. An ihrer Mündung lagern sie ihn ab. Zum Teil sinkt er zum Meeresgrund, zum Teil aber wird er bei Ebbe mit hinaus aufs Meer gerissen, bei Flut wieder zur Küste gebracht. Je flacher die Küste ins Meer übergeht, desto mehr Sand lädt das Meer dann dort ab. So baut es den Strand und die Dünen auf und sogar die Sandbänke.

Wo ist denn jetzt das Meer (bei Ebbe)?

*Mond und Sonne
können hohe
Wellenberge zaubern –
und sie auch wieder
verschwinden lassen*

Man kann es kaum glauben: Mond und Sonne haben es sich geholt! Die können nämlich Wasser anziehen. Und so entstehen hohe Wellenberge, die mit Mond und Sonne um die Erde wandern. Mal ist der Wellenberg bei uns, mal anderswo, nämlich dann, wenn bei uns Ebbe ist – wie jetzt. Durch die Kraft, die entsteht, weil sich unsere Erde dreht (Zentrifugalkraft), wird diese Bewegung noch verstärkt. Da sich Erde und Mond immer ganz gleichmäßig bewegen, lösen sich Ebbe und Flut auch immer gleichmäßig wie nach Fahrplan ab. Einmal Ebbe und Flut zusammen dauern 12 ½ Stunden.

Wenn Flut ist, haben wir also Hochwasser. Wenn Ebbe ist, haben wir Niedrigwasser. Der Unterschied zwischen Hoch- und Niedrigwasser heißt Tidenhub. Der Tidenhub der verschiedenen Meere ist ganz unterschiedlich. In Binnenmeeren, etwa in der Ostsee oder im Mittelmeer, ist er gering. In der Nordsee kann er immerhin schon vier Meter betragen. Der höchste Tidenhub wurde bisher in der Fundybay (Maine/USA) gemessen. Er betrug 14,10 m.

Kann die Sonne schwimmen?

Wenn die Sonne im Meer versinkt... sagen wir,
obwohl wir wissen, daß sie nichts dergleichen tut.
Die Kinder nehmen das wörtlich. Wenn die Sonne
aber, die wir ja brauchen, ins Meer fällt, dann liegt
die Frage schon nahe, ob sie denn wenigstens
schwimmen könne.

*In Wirklichkeit fällt die
Sonne ja gar nicht ins
Meer...*

Schwimmen kann die Sonne nicht. Aber das ist
nicht schlimm. Denn sie fällt nicht wirklich ins
Meer. Das sieht nur so aus. Überhaupt: Die Sonne
bewegt sich so gut wie gar nicht. Aber unsere
Erde, die bewegt sich – zum Beispiel dreht sie sich
um sich selbst. Haben Sie gerade zwei Bälle parat?
Legen Sie sie in den Sand. Der eine bleibt ruhig
liegen. Er stellt die Sonne dar. Der andere ist die
Erde. Er dreht sich um sich selbst. Malen Sie einen
Punkt auf den Erd-Ball. Das soll mal der Ort sein,
wo Sie gerade den Sonnenuntergang sehen. Zuerst
soll der Punkt genau zur Sonne sehen, dann dreht
er sich etwas weg, immer mehr, bis die Sonne gar
nicht mehr zu sehen ist. Tag und Nacht. Beim Sonnenuntergang, da können wir die Sonne gerade
noch so ein kleines bißchen sehen. Ob das Kind die
Stelle findet, an der sich der Punkt befinden muß?
Gar nicht so schwierig.

Badeparks in Deutschland:
Warme Seen unter Palmen

Sie gehören wohl zu den für Kinder attraktivsten
Vergnügungsparks, obwohl sie ganz ohne Rummel
und Walt Disney auskommen: die seit 1979 hierzu-
lande angelegten Landschaften mit stets mehreren
oft ineinander übergehenden Becken mit wohl-
temperiertem Wasser, so zwischen 24 °C und 32 °C
warm, unterschiedlich groß und tief, mit sprudeln-
den Quellen, reizvollen Fontänen, mit Palmen-
grotten und Wasserspielwiesen, Wildwasserfällen,
mit Rutschen und Inseln, die erobert werden wollen, mit Wasserlaufpisten, Klettergerüsten, die aus

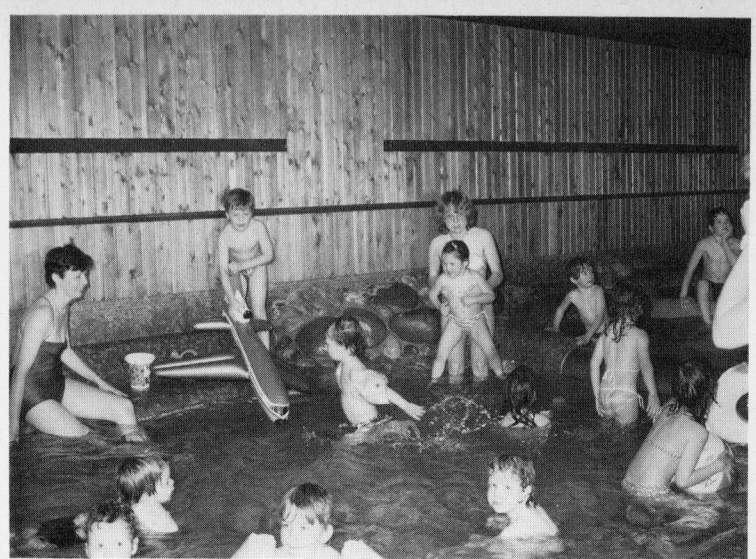

In den Badeparks kön-
nen die Kinder nach
Herzenslust spielen,
hier im Moselbad Co-
chem.

dem Wasser wachsen, mit Wellen und Brandung
und mit Strandcafés.

Natürlich bieten nicht alle Badeparks alles, ein
jeder aber doch genug von alledem, daß die Besu-
cherzahlen stetig steigen. Auf eines allerdings ver-
zichtet wohl keiner: auf ein Babybecken oder
Planschbecken, meist mit Wasser, das 30 °C bis
32 °C warm ist.

Das *Freizeitbad Eckenhagen* im Bergischen
Land heizt sein Planschbecken sogar bis auf 36 °C
auf, also auf Baby-Bad-Temperatur, so daß sich
die Kleinen hier ebenso wohl wie in der Wanne
fühlen können. Alle haben darüber hinaus auch
ein großes Nichtschwimmerbecken, was im allgemeinen 1,30 m tief ist, sich also außerdem bestens
fürs Babyschwimmen eignet, wie es im ersten Kapitel beschrieben ist.

Vorbildlich erscheint unter diesem Aspekt das
Panoramabad in Freudenstadt. Es verfügt über
ein kleines Planschbecken (Durchmesser 5,50 m,
Wassertiefe 25 cm bis 40 cm). Außerdem besitzt es
ein 14 m × 12 m großes Nichtschwimmerbecken,

das von 60 cm bis 1,30 m ansteigt, und ein 10 m × 17 m großes Freibecken mit durchgehend 1,30 m Tiefe. Alle drei sind auf 32 °C aufgeheizt und darum auch für Babys zu empfehlen.

Ganz ähnlich ist es im *badlantic in Ahrensburg* bei Hamburg. Neben dem Becken mit 1,30 m tiefem und 32 °C warmem Wasser eigens für das Babyschwimmen gibt es ein kleines Planschbecken vor der «Sonnenwiese» – Solarium mit Liegestühlen –, wo die Eltern ihre Planschbegeisterten stets vor Augen haben, während sie selbst ihre Urlaubsbräune auffrischen. Außerdem steigt das Wasser im Nichtschwimmerbecken nur bis 1,30 m an, so daß sich die Jüngsten auch hier – allerdings nur mit Mutter oder Vater – tummeln können. Das ist gleichzeitig ein Wellenbad. Und ist die Wellenmaschine einmal nicht in Betrieb, so bleibt immer noch der Wasserschwall eines Springbrunnens als besonderer Reiz.

Liebevoll gestaltet ist vor allem auch die Wasserspielwiese mit Klettergrotte für die Kleinen (30 °C) im *Eifelbad in Bad Münstereifel*. Und im *bellamar, Schwetzingen / Oftersheim* können Vater oder Mutter auch einmal einen Augenblick verschwinden. Das reizvolle Terrain für die Kleinsten wird vom Bademeister ständig über Monitore überwacht.

Für die Größeren, die bereits an niedrigere Wassertemperaturen gewöhnt sind, hat das *badkap in Albstadt* im Freigelände einen herrlichen Wasserspielplatz zu bieten (24 °C). Da sind zwei kurvenfreie Rutschen für die Zwei- bis Sechsjährigen, solange sie noch «rutschunerfahren» sind, und der attraktive Wassergaudipilz – außerdem viel, viel Platz.

Je älter die Kinder werden, um so mehr reizen sie die rasanten, langen Wasserrutschen mit vielen Kurven. Kinder, die jünger als sechs Jahre sind, sollten den Spaß aber nur zwischen den elterlichen Oberschenkeln genießen!

Im «Moby Dick» in Rülzheim ist die kurvenreiche Bahn immerhin schon 52 m lang, im *Moselbad*

Cochem 55 m, im *Solimar, Bad Mergentheim* 80 m, im *Eifelbad in Bad Münstereifel* 66 m und im *Fildorado in Filderstadt* 70 m lang. Aber es kommt noch rasanter! Die Bahn im *trimini am Kochelsee* mißt 103 m, die Bahn im *BLUB in Berlin* 120 m, und das *Gartenbad in Mayen* rühmt sich, mit 140 m Länge die längste hangverlegte Wasserrutsche in Europa zu haben. Einige frei konstruierte sind allerdings noch länger. Im *Badeparadies am Weißenhäuser Strand*, das erst zu Ostern 1988 eröffnet wurde, gibt es eine 180 m lange, überdachte Wasserrutsche!

Etwas ganz Besonderes bietet das *Alpamare in Bad Tölz*. Hier gibt es ein richtiges Rutscher-Paradies. Da ist zunächst das Alpabob-Wildwasser, mit 330 m Länge die größte gedeckte Rutschbahn-Anlage in Deutschland. Dort kurvt man mit einem Gummibob durch Stromschnellen, Strudel und Wasserkarussell ganzjährig stromabwärts. Die Alpa-Run ist eine rasante 100 m lange Wasserrutsche für sportlich schon Trainierte durch viele Kurven und Tunnel mit Lichteffekten. Und die Alpa-Strom ist die sanfte Familienrutsche mit weiten, weichen Kurven, allerdings auch 110 m lang.

Die Größeren lieben vor allem die Riesenrutschen, die manchmal über 100 m lang sind

Den Längenrekord ist Europa hält die Bundesrepublik damit jedoch noch nicht. Im *Alpamare* im schweizerischen *Pfäffikon*, 18 km von Zürich entfernt, gibt es eine Rutsche, die – man höre und staune! – 406 m lang ist! Nach Ansicht der Konstrukteure ist sie aber zugleich die wirklich längste Rutsche der Welt. Es ist eine völlig überdachte Strecke, ein Wildwasser, das auf einem Schlauch gemeistert wird, mit verschiedenen Wasserbekken, Strudeln und sogar Steilkurven.

Wenn auf solchen Wasserrutschen die anfängliche Scheu überwunden ist, haben sicher alle Eltern Schwierigkeiten, ihren Nachwuchs wieder aufs Trockene zu locken.

Viele Badeparks haben aber zusätzlich noch andere Attraktionen. Besonders viel hat sich das *Moselbad Cochem* einfallen lassen. Mittelpunkt des

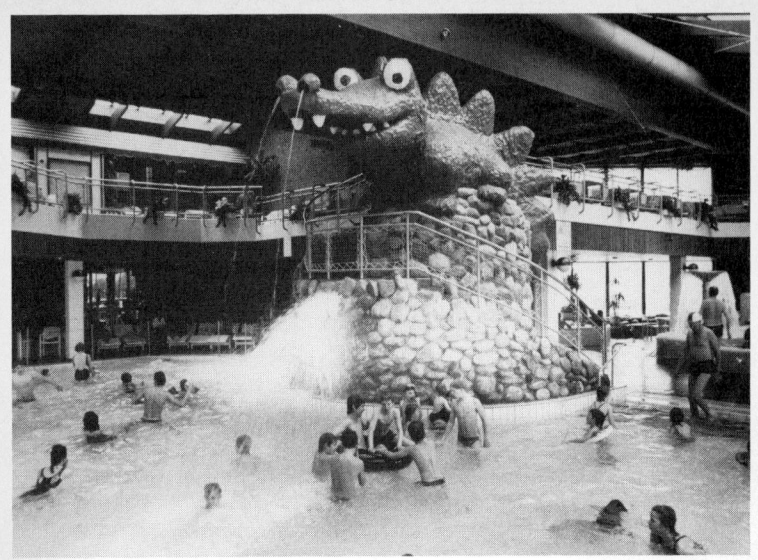

Draxi der Drache
schnaubt aus seinen Nü-
stern Wasser auf die
Kinder im Spaßbad in
Xanten.

Wasserspaßes ist dort der «Octopus», ein Wasser-Klettergerät, das einer ganzen Schulklasse Platz bietet und gar nicht leicht im Gleichgewicht zu halten ist. Ein Balanciervergnügen ohnegleichen, dem sich Geräuschempfindliche besser gar nicht nähern, weil dort immer eine große Schar von Jungen und Mädchen kreischt und lacht. Jugendliche und Erwachsene haben ganz in der Nähe einen ähnlichen Spaß: auf der Laufpiste, die aus dünnen Matten besteht, auf denen man quer übers Wasser läuft, wenn man nicht gerade wieder einmal reingefallen ist.

Blickpunkt im *Spaßbad in Xanten* ist Draxi, der Drache, der aus seinen Nüstern Wasser auf die Badenden ergießt. Er thront auf einem Felsen, in dem sich eine Grotte befindet. In ihr kann sich, wer mag, abkühlen. Das Wasser hat dort nur eine Temperatur von 12 °C, während es im Spaßbecken immerhin 29 °C warm ist.

Im *Rebstockbad in Frankfurt* fließt ein 80 m langer Fluß, in dem man von innen nach außen oder von außen nach innen schwimmen kann, laden

143

Strand- und Ruhezonen zum Ausruhen unter Palmen ein und gibt es einen eigenen FKK-Bereich.

Das *Bellamar in Schwetzingen/Oftersheim* lockt mit einem Abenteuerbereich, in dessen Zentrum die Pfahlinsel im Wasser steht, die fast immer gerade von einer Gruppe verteidigt werden muß, weil sie eine andere angreift, um sie einzunehmen. Geländespiele im Wasser! Wer hätte sich das im Angesicht der alten, weißgefliesten Badeanstalten mit stechendem Chlorgeruch und strengem Bademeister noch vor wenigen Jahren träumen lassen?!

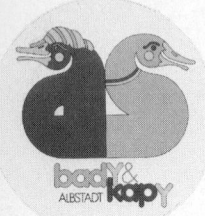

Hoch im Kurs stehen auch die Wellen-Badebekken. Im Gegensatz zu den alten Wellenbädern schlagen in den modernen Bädern die Wellen nicht mehr hart an den Beckenrand, sondern sie laufen allmählich aus wie am Strand. Durch – manchmal sogar beheizte – Terrassen oder allmählich flacher werdendes Wasser fühlen sich auch kleine Kinder in den sanften Auslaufwellen wohl wie am schönsten Kinderstrand.

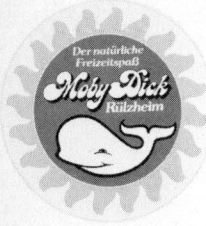

Wer also heute vom Wasserspaß für Kinder spricht, kann diese Spaßbäder nicht außer acht lassen. Wir haben Ihnen die für Kinder besonders attraktiven zusammengestellt. Wenn eins davon in Ihrer Nähe liegt oder in der Nähe Ihres nächsten Urlaubsortes, dann sollten Sie es bald einmal mit Ihren Kindern besuchen.

Eine gute Nachricht: Fast überall haben Kinder bis zu sechs Jahren freien Eintritt in den Badeparks

Noch eine gute Nachricht: Für Kinder bis zu sechs Jahren ist der Eintritt fast überall frei. Uns sind nur zwei Ausnahmen bekannt: Im *Freizeitbad Eckenhagen* im Bergischen Land und im *Salinarium in Bad Dürkheim* haben Kinder nur bis zu vier Jahren freien Eintritt.

Für Erwachsene liegen die Preise für Tageskarten im allgemeinen zwischen 5,– Mark und 9,50 Mark, für Kinder ab 7 Jahren (oder ab 5 Jahren) und Jugendliche bis zu 16 oder bis zu 18 Jahren kostet die Tageskarte zwischen 3,50 Mark und 6,– Mark. Ausnahmen: Im *Solimar, Bad Mergentheim* kostet schon eine Vier-Stunden-Karte stattliche 15,– Mark, für Kinder und Jugendliche

8,50 Mark. Und im *Miramar in Weinheim* kostet eine Tageskarte für Erwachsene 16,50 Mark, für Kinder und Jugendliche 8,50 Mark.

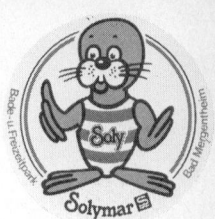

Aus solcher Preisgestaltung fällt das *Gartenbad in Mayen* ganz heraus. Fürs Gartenbad bekommt man eine Tageskarte für Erwachsene bereits für 3,50 Mark, für Kinder und Jugendliche sogar schon für 2,– Mark! Mit ihnen kann man im Hallenbad allerdings auch nur drei Stunden bleiben.

Übrigens: In manchen Badeparks dürfen auch Kinder ab sieben Jahren an einem Tag im Jahr oder sogar an zwei Tagen kostenlos ins Badeparadies: an ihrem Geburtstag (Ausweis mitbringen!) und manchmal auch am Tag danach. Da hört man, wo das Herz für Kinder schlägt!

Die 30 für Kinder interessantesten Spaßbäder

1000 Berlin: BLUB-Badeparadies, Buschkrugallee 64, 1000 Berlin 47, Tel.: 030/6066060

2057 Reinbek: Freizeitbad, Hermann-Körner-Straße 47, Tel.: 040/72700390

2070 Ahrensburg: badlantic, Reeshoop 60, Tel.: 04102/43003

2440 Weißenhäuser Strand: Dünenbad, Ferienzentrum, Seestraße 1, Tel.: 04361/490760

3180 Wolfsburg: Badeland Allerpark, Am Allersee, Wolfsburg 1, Tel.: 05361/63061

4000 Düsseldorf: Wellenbad, Grünstraße 15, Düsseldorf 1, Tel.: 0211/8216413

4232 Xanten: Nibelungenbad, Strohweg 2, Xanten-Wardt, Tel.: 02801/4722

5226 Gemeinde Reichshof: Freizeitbad, Hahnbucher Straße, 5226 Eckenhagen, Tel.: 02265/501

5358 Bad Münstereifel: Eifelbad, Postfach 1280, Tel.: 02253/505145

5440 Mayen: Hallen- und Gartenbad, Bachstraße, Tel.: 02651/5757

5455 Rengsdorf: Monte mare Wellenbad, Westerwaldstraße, Tel.: 02634/1381

5590 Cochem: Mosel-Bad, Klottener Straße 17, Tel.: 02671/1212

6000 Frankfurt: Rebstock-Bad, August-Euler-Straße 7, Frankfurt 70, Tel.: 069/708078

6702 Bad Dürkheim: Salinarium, Kurbrunnenstraße / Wurstmarkt-gelände, Tel.: 06322/66727

6729 Rülzheim: Spiel- und Spaßbad «Moby Dick»-Freizeitzentrum, Tel.: 07272/8337

6729 Wörth: Badepark, Bad-Allee, Tel.: 07271/6373

6830 Schwetzingen:
Freizeitbad «bellamar»,
Am Odenwaldring,
Tel.: 06202/87235

6832 Hockenheim:
Freizeitbad
Aquadrom,
Beethovenstraße,
Tel.: 06205/21295

6940 Weinheim:
Miramar
Freizeitzentrum,
Waidallee 100,
Tel.: 06201/6000-0

**6990 Bad
Mergentheim:**
Solymar, Erlenbach,
Tel.: 07931/56560

7024 Filderstadt:
Fildorado,
Mahlestraße 50,
Filderstadt-
Bonlanden,
Tel.: 0711/772066

7290 Freudenstadt:
Panorama-Bad,
Ludwig-Jahn-Straße
60,
Tel.: 07441/57620

7432 Bad Urach:
Aquadrom,
Im Kurgebiet, Urach 1,
Tel.: 07125/1666

7470 Albstadt:
badkap,
Beibruck 1–3,
Tel.: 07431/72072

8090 Wasserburg:
Badria, Alkorstraße
14,
Tel.: 08071/8133

**8100 Garmisch-
Partenkirchen:**
Alüspitzbad,
Klammstraße 47,
Tel.: 08821/58061

8113 Kochel am See:
trimini, Seeweg 2,
Tel.: 08851/5300

8170 Bad Tölz:
Alpamare,
Ludwigstraße 13,
Tel.: 08041/509334

8312 Dingolfing:
Caprima,
Stadionstraße 48,
Tel.: 08731/4614

8950 Kaufbeuren:
Jordan-Badepark,
Berliner Platz 4,
Tel.: 08341/13474

Gar nicht so teuer:
Ein Schwimmbecken im eigenen Garten

Manch einer würde ja liebend gern mit seinem
Kleinkind baden und schwimmen gehen. Aber
wo? Es gibt vielleicht gar kein Schwimmbad in der
Nähe oder nur eins mit einem für das Kleine viel zu
großen Becken. Auch eine Schwimmschule ist
weit und breit nicht da.

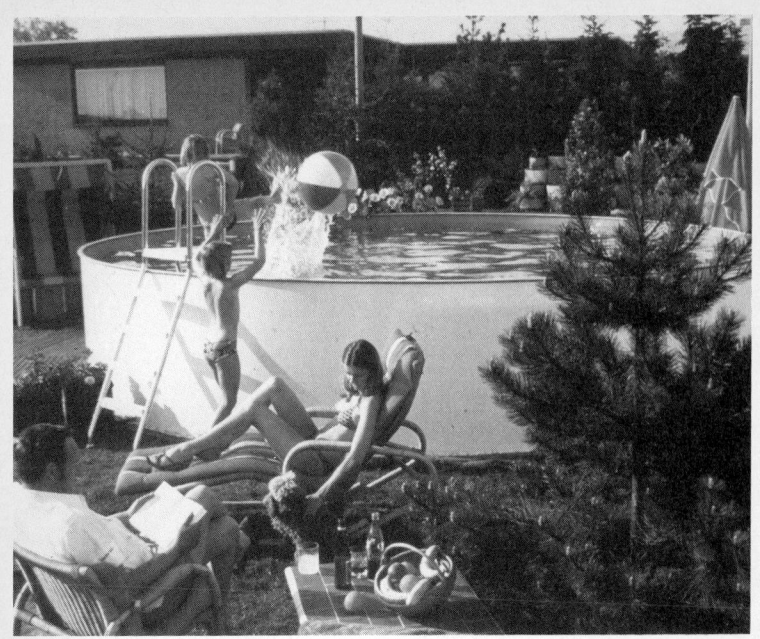

Ein Swimmingpool muß
gar nicht so teuer sein:
Das Rundbecken von
unipool gibt es schon ab
2000 Mark.

Wer einen eigenen Garten hat, könnte dann
noch an ein eigenes Schwimmbecken denken. Für
viele ist der eigene Swimmingpool jedoch geradezu ein Merkmal luxuriösen Lebens und eher
schon Gegenstand schöner Träume als eines kalten
Kalküls. Na ja, wenn man dabei an die Pools der
Ewings in Dallas oder der Carringtons in Denver
denkt... Für so ein Becken müßte man hierzu-
lande heute sicher um die 100 000 Mark berappen.

Aber man muß ja nun nicht gleich mit Amerikas
Ölmagnaten wetteifern, wenn man sich selbst und
den Kindern Badefreuden vor der Haustür bieten
möchte. Die fahren schließlich auch Luxuskaros-
sen, ohne damit den weniger Betuchten die Freude
am Autofahren zu verderben.

Es gibt schon ganz preiswerte Becken (ab ca.
600,– Mark), die dann allerdings nur eine Höhe
von 90 cm haben. Dabei müssen Sie aber bedenken: Schon ein Schulkind würde so etwas als

Planschbecken empfinden, und Sie selbst werden das auch kaum zur eigenen Erfrischung benutzen. Sinnvoll ist da wohl eher ein Schwimmbecken mit einer Höhe von 1,20 m.

Der «Volkswagen» unter diesen Pools ist wohl das gegenwärtig gängigste Rundbecken bei unipool, Bargteheide. Diese Firma bietet ein Rundbecken mit einem Durchmesser von 4,50 m und einer Höhe von 1,20 m für ca. 2000,– Mark. In diesem Preis sind bereits eingeschlossen: eine Filteranlage mit Umwälzpumpe, auf die ja kein Pool-Besitzer verzichten kann, die Einstiegsleiter, ein Bodenreiniger mit Teleskopstange und Saugschlauch und sogar die Erstausstattung mit Schwimmbecken-Pflegemitteln. Ein weiteres Plus: Man kann unipool ohne spezielle technische Begabung innerhalb von höchstens drei Stunden selbst aufbauen, wenn man ihn nur auf den Boden stellen und ihn nicht in den Boden einlassen will.

Eltern kleiner Kinder sollten ein Becken ohnehin nur auf den Boden stellen. Hier haben sie dann immerhin eine Beckenwand von 1,20 m. Und da dürfen Sie sicher sein, daß Ihr Kleinkind nicht einmal in einem unbeaufsichtigten Moment – und den gibt es nun mal bei jedem – unbemerkt ins Wasser fällt und vielleicht sogar ertrinkt. Wollen Sie das Becken in den Boden einlassen, haben Sie den Beckenrand in Bodenhöhe. Sie müßten dann zur Sicherheit einen Zaun darum ziehen. Aber: Haben Sie unipool zunächst auf den Boden gestellt, können Sie ihn, sobald Ihr Kleines zum Schulkind herangewachsen ist, immer noch in den Boden einlassen.

Wollen Sie schon mit Ihrem Baby im eigenen Schwimmbecken baden, müßten Sie Zusatzgeräte haben, um das Wasser zu heizen. Die umweltfreundlichsten sind natürlich die Sonnenkollektoren. Die Kosten für das besagte Becken aber immerhin ca. 1500,– Mark, so daß es eine Überlegung wert ist, mit dem Bad vor der Haustür zu warten, bis das Kind im nicht geheizten Wasser baden kann. Das ist bei den Kindern sehr unterschiedlich. Aber wenn Sie den Nachwuchs in den Ferien im Meer planschen lassen, dann können Sie ihm auch den ungeheizten Pool anbieten. Ist Ihnen dieser Pool zu klein, weil Sie sich selbst auch richtig sportlich darin bewegen möchten: Sie können unipool auch größer haben, bis zu einem Durchmesser von 10 m. Der größte mit 1,20 m Höhe kostet ca. 4000,– Mark, mit 1,50 m Höhe dann 6000,– Mark.

Natürlich gibt es auch andere für Familien empfehlenswerte Becken, falls Sie ein wenig tiefer ins Portemonnaie greifen wollen. Wenn Sie bei etwa gleichem Wasserinhalt (21 m^3) wie beim kleinsten Rundbecken lieber ein Langformbecken möchten, weil Sie bei ihm natürlich schon eine längere Schwimmstrecke haben, so können Sie LAGUNES wählen, mit den Maßen 6,23 m × 3,60 m × 1,20 m. Das bietet europool, B. Kern GmbH & Co KG, Mömbris an. Es kostet aber immerhin schon 4570,– Mark ohne Filter, Leiter und Bodenreiniger. Dazu kommt, daß man schon recht begabt sein muß, wenn man es ohne Fachleute aufstellen will. Wer es größer haben will: Es gibt dieses Becken bis zu der Größe 11 m × 5,50 m × 1,20 m. Mit dem könnten Sie dann aber schon beinahe eine Schwimmschule eröffnen.

Sicherheit trotz Wasserspaß

Je mehr Spaß das Baden und Schwimmen macht, desto größer ist die Gefahr, daß Kinder wie Eltern die lebenswichtigen Regeln für die Sicherheit im Wasser vergessen. Sicherheit aber ist die Voraussetzung dafür, daß der Wasserspaß nicht ein schreckliches Nachspiel hat.

Darum erklären wir Ihnen hier noch mal die wichtigsten Regeln.

Nie gleich nach einer Mahlzeit ins Wasser gehen!

Warum nicht? Nach dem Essen wird die Nahrung verdaut. Dafür wird in der Bauchhöhle viel Blut gebraucht, das aus dem ganzen Körper zusammenkommt. So wird auch dem Gehirn ein bestimmter Teil entzogen. Kommt ein Kälteschock dazu, so kann der dann bewirken, daß das Gehirn nicht mehr ausreichend durchblutet wird. Und das bedeutet: Ohnmacht und Bewußtlosigkeit. Jeder kann sich wohl vorstellen, wie gefährlich das für einen Schwimmer ist – lebensgefährlich!

Richtig ist: Am besten geht man erst eine Stunde bis zu zwei Stunden nach dem Essen ins Wasser.

Nie stark erhitzt ins Wasser gehen!

Warum nicht? Das kalte Wasser verengt dann sehr schnell die Blutgefäße an der Hautoberfläche. Daraus resultiert ein plötzlicher Blutdruckanstieg, der für jeden, besonders aber für diejenigen Menschen gefährlich werden kann, die auch sonst schon einen hohen Blutdruck haben – auch Kinder haben häufiger, als man denkt, einen zu hohen Blutdruck! Übersteigt aber nun in dieser Sonder-

151

situation der Blutdruck den Wert, bei dem das Herz gerade noch mitmachen kann, bricht der Kreislauf zusammen. Auch hier also Lebensgefahr.

Richtig ist: Vor dem Bad, besonders an heißen Tagen, langsam abkühlen, entweder schonend an die kalte Dusche gewöhnen oder aber Körperteil für Körperteil nacheinander mit kaltem Wasser vorbereiten.

Kinder vor dem Schulalter sollten stets nur in ein Wasser, in dem sie notfalls noch stehen können
Warum? Kinder sind in diesem Alter einfach noch zu unerfahren, um auch dann noch sicher zu schwimmen, wenn sie sich zum Beispiel erschrocken haben, etwa weil ein Kind unbedacht kräftig gespritzt oder eins das Kleine sogar plötzlich untertaucht, ganz und gar, wenn einmal eine besonders hohe Welle über ihm zusammenschlägt. Dann können die gerade begeistertsten Schwimmer in diesem Alter leicht in Panik und dadurch in höchste Lebensgefahr geraten.

Kinder vor dem Schulalter sollten ausnahmslos unter Aufsicht baden
Warum? Das kleine Kind kann beim Schwimmen Gefahren noch nicht abschätzen. Es weiß noch nicht, daß der Boden im See oder im Meer plötzlich steil abfallen kann, so daß es den Boden unter den Füßen verliert. Es kann in Panik geraten und darum Hilfe brauchen. Es könnte einen Krampf bekommen und sich nicht zu helfen wissen. Das gilt auch, wenn das Kind eine Schwimmhilfe angelegt hat. Schwimmhilfen – auch die besten! – sind keine Babysitter. Ein Ventil könnte sich öffnen, ein Ring kann wegschwimmen...

Nicht zu lange im Wasser bleiben!
Wie lange ein Kind im Wasser bleiben sollte, hängt natürlich auch von dem körperlichen Zustand des Kindes ab. Im allgemeinen aber gilt: Ein Kind, das jünger als zwei Jahre ist, sollte nie in einem Wasser baden, das kälter als 20 °C ist. Ältere Kinder sollten sich in so kühlem Wasser nur etwa 20 Minuten

aufhalten. An heißen Tagen sollte die Zeit noch eher kürzer sein, damit die Eltern dem Kind später noch einmal erlauben können, ins kühle Naß zu streben.

Warum diese Regel? Das kalte Wasser entzieht dem Körper Wärme. Wird zuviel Wärme entzogen, droht Unterkühlung und Erkältung. Das bedeutet auch: Das Kind darf erst wieder ins Wasser, wenn es genügend Wärme getankt hat. Das spüren Sie ganz genau, wenn Sie über seine Haut streichen!

Nach dem Baden stets sofort abtrocknen und trockenes Zeug anziehen!

Warum? Die Begründung ist ähnlich wie die zur vorigen Regel. Im kühlen Naß wurde dem Körper viel Wärme entzogen. Nach dem Bad soll er die Chance haben, neue Wärme zu tanken. Wer sich nicht sofort abtrocknet und trockenes Zeug anzieht, verbraucht nun schon wieder Wärme für das Trocknen des Badezeugs und der Haut. Wenn dann vielleicht auch noch ein Wind weht, ist die nächste Erkältung nicht mehr fern. Es kann auch noch schlimmer kommen, zu Blasen-, Nieren- oder Unterleibsentzündungen. Im Winter ist es nach dem Bad vor allem wichtig, die Haare gut zu trocknen. Sonst droht eine Kopfgrippe oder eine Entzündung der Nebenhöhlen. Besonders wichtig ist es auch, die Zehenzwischenräume sorgfältig abzutrocknen – besser noch: zu desinfizieren. Dort entwickelt sich sonst gern der Fußpilz, mit dem man dann eine ganze Weile wenig Freude hat.

Und nie vergessen: Auch wer überhaupt keine Angst vor einem Gewitter hat, sollte nie in offenes Wasser bei Gewitter gehen!

Im *Schwimmbad* kommt noch hinzu:

Vor dem Baden gründlich waschen und zur Toilette gehen!

Warum? Die Hygiene erfordert die gründliche Reinigung des Körpers vor dem Einstieg ins Wasser. Schließlich möchte ja niemand in einer Dreckbrühe herumschwimmen. Und: Das kühle Wasser regt die Blasentätigkeit an. Und da wird dann leicht so mancher versucht, das Badewasser auch noch mit seinem Urin zu verunreinigen.

Wer nicht springen will, sollte die Nähe von Sprungbrettern meiden

Warum? Wenn ein Springer den kleinen Schwimmer nicht gesehen hat, könnte er auf seinem Kopf oder Rücken landen. Das kann zu sehr schweren Verletzungen führen.

Nie einen Kopfsprung ins Lehrschwimmbecken machen!

Warum nicht? Das Wasser in Lehrschwimmbecken ist im allgemeinen nur 1,25 m bis 1,35 m tief. Das ist für einen Kopfsprung viel zu flach! Der Aufprall kann nicht genügend aufgefangen werden. Der Springer schlägt mit großer Kraft auf den Boden. Das kann sogar zu Querschnittslähmungen führen. Kopfsprünge empfehlen sich vor allem von Sprungbrettern und -türmen. Da darf man sicher sein, daß die Wassertiefe ausreicht.

Im Winter muß man sich besonders schützen

Wer aus dem Hallenbad kommt, mutet seinem Körper oft einen erheblichen Temperatursturz zu. Im Winter kann der 30 °C bis sogar 40 °C ausmachen. Da ist Vorsicht am Platze! Stets gut abtrocknen! Vor allem: Die Haare gut fönen und immer eine Mütze, eine Kappe aufsetzen oder ein Tuch um den Kopf binden! Wenn nämlich warme Feuchtigkeit auf Haut und Haaren mit Frost in Berührung kommt, kann man sich allzu schnell eine Erkältung holen, vielleicht sogar eine Kopfgrippe oder einen Nebenhöhlenkatarrh. Das sind unangenehme Krankheiten, die sich mit entsprechender Vorsicht meist leicht vermeiden lassen.

Am *Meer* kommt hinzu:

An der Nordsee: Einen Badekalender besorgen

Warum? Im Badekalender, den man in jedem Ferienort an der Nordsee bekommt, stehen die Zeiten, in denen das Baden zwischen den Gezeiten

Ebbe und Flut am günstigsten ist. Lebensgefährlich kann es werden, wenn man bei Ebbe so weit
hinausgeht, daß man baden kann und sich über die
Zeit der Flut nicht erkundigt hat. Überrascht die
Flut den Schwimmer, so ist das auch für Könner
eine große Gefahr.

Nie baden gehen, wenn die rote Fahne weht
Warum nicht? Die rote Fahne wird am Strand ge-
hißt, wenn eine starke Strömung herrscht, wenn
Sturm ist oder aufkommt und damit ein hoher Wel-
lengang die Schwimmer bereits jetzt gefährdet
oder in kurzer Zeit gefährden wird.

Mit Faltboot oder Luftmatratze in Strandnähe bleiben!
Warum? Faltboot und Luftmatratze sind nicht als
Spielball für hohe Wellen gedacht. Dazu können
sie aber leicht werden, wenn man sich mit ihnen zu
weit rauswagt. Und Kinder vor dem Schulalter
hätten da wohl kaum eine Chance.

Nie vom Steilufer ins Meer springen, wenn man die Stelle nicht ganz genau kennt!
Warum nicht? Knapp unter der Wasseroberfläche
könnte eine Sandbank, eine Klippe, ein Fels vor
den Augen verborgen sein. Und dann gilt genau
dasselbe wie beim Kopfsprung ins Lehrschwimmbecken: Der ungeheuer harte Aufprall kann zu
allerschwersten Verletzungen führen, auch leider
sofort zum Tod.

Alle 161 Spiele von A bis Z